PIFUBING YU XINGBING ZHENLIAO

皮肤病与性病诊疗

■ 主编 赵文雁 刘贞君 王素之 张园园

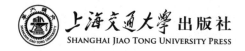

上海交通大学出版社
SHANGHAI JIAO TONG UNIVERSITY PRESS

内容提要

本书系统阐述了多种类型皮肤病、性病及皮肤病的中医治疗，详细介绍了皮肤病与性病的病因、发病机制与病理、临床表现、诊断与鉴别诊断及各种治疗方法。本书在编写模式上力求系统全面，实现了临床诊疗与基础学科相对应，体现出皮肤病性病学科发展的特色，可供皮肤病性病学科专业医师与其他专业医师参考学习。

图书在版编目（CIP）数据

皮肤病与性病诊疗 / 赵文雁等主编. --上海 ： 上海交通大学出版社，2023.10
ISBN 978-7-313-27834-0

Ⅰ．①皮… Ⅱ．①赵… Ⅲ．①皮肤病－诊疗②性病－诊疗 Ⅳ．①R75

中国版本图书馆CIP数据核字（2022）第255032号

皮肤病与性病诊疗

PIFUBING YU XINGBING ZHENLIAO

主 编：赵文雁 刘贞君 王素之 张园园

出版发行 上海交通大学出版社
邮政编码：200030
印 制：广东虎彩云印刷有限公司
开 本：710mm×1000mm 1/16
字 数：213千字
版 次：2023年10月第1版
书 号：ISBN 978-7-313-27834-0
定 价：198.00元

地 址：上海市番禺路951号
电 话：021-64071208

经 销：全国新华书店
印 张：12.25
插 页：2
印 次：2023年10月第1次印刷

前 言
Foreword

近年来,随着我国综合国力的增强与科学技术的发展,特别是进入21世纪后,国民的生活水平有了很大提高,人们对生活的追求不仅限于一日三餐的温饱,而是越来越注重生活质量,关注健康长寿;这给医学科学的发展带来了前所未有的契机。医学科学的发展对皮肤学与性病学的临床治疗研究起到了积极的促进作用,据近年不完全统计,皮肤病和性病的有关科研与治疗机构日益增多,全国从事皮肤病、性病的研究与临床工作的科研人员和临床医师已超过数万人,有许多乡镇医院也成立了皮肤科与性病科。皮肤病与性病的业务范围也不仅限于一般的诊断、治疗皮肤病与性病,而是扩大到皮肤内科、皮肤外科、皮肤美容、皮肤激光、皮肤护理等学科领域。

目前,伴随着人民生活节奏的加快、饮食结构的变化及气候与环境的改变,皮肤病的发病有所增加,同时人们也越来越重视自己的外在形象,对美容相关疾病的治疗提出了更高的要求。此外,各种性病的流行,使得相关疾病的诊治需求也逐渐上升。但许多皮肤病非常顽固且难以治愈,作为皮肤科与性病科的相关医务人员,就需要不断提高皮肤病与性病的治疗水平和专业工作能力,以更好地帮助患者摆脱疾病困扰。在此形势下,我们邀请多位具有丰富临床诊治经验的专家编写了《皮肤病与性病诊疗》一书。

　　本书在结合国内外最新临床研究成果及临床医师多年的疾病诊疗经验的基础上,系统地阐述了细菌性皮肤病、病毒性皮肤病、变态反应性皮肤病、物理性皮肤病、结缔组织疾病、性传播疾病及皮肤病的中医治疗,详细地介绍了皮肤病与性病的病因、发病机制与病理、临床表现、诊断与鉴别诊断及各种治疗方法。本书在编写模式上力求系统全面,实现了临床诊疗与基础学科相对应,体现出皮肤病性病学科发展的特色。本书因其翔实丰富的皮肤病、性病学理论与知识,可作为皮肤病性病学科专业医师的参考资料,亦可用于在校研究生和专科医师继续教育的学习用书。

　　由于医学知识更新较快,且编者们临床经验有限,编写时间较为仓促,编写风格不尽相同,书中存在的疏漏或不足之处,望广大读者不吝指正。

《皮肤病与性病诊疗》编委会

2022 年 11 月

目 录
Contents

第一章 细菌性皮肤病 ……………………………………… （1）

第一节 痈 ……………………………………………………… （1）

第二节 疖与疖病 ……………………………………………… （2）

第三节 蜂窝织炎 ……………………………………………… （4）

第四节 脓疱疮 ………………………………………………… （5）

第五节 麻风 …………………………………………………… （8）

第六节 毛囊炎 ………………………………………………… （15）

第二章 病毒性皮肤病 ……………………………………… （17）

第一节 单纯疱疹 ……………………………………………… （17）

第二节 手足口病 ……………………………………………… （25）

第三节 麻疹 …………………………………………………… （36）

第四节 疣 ……………………………………………………… （41）

第五节 传染性软疣 …………………………………………… （47）

第三章 变态反应性皮肤病 ………………………………… （49）

第一节 荨麻疹 ………………………………………………… （49）

第二节 药疹 …………………………………………………… （57）

第三节 汗疱疹 ………………………………………………… （64）

第四节 脂溢性皮炎 …………………………………………… （66）

第四章 物理性皮肤病 ……………………………………… （71）

第一节 冻疮 …………………………………………………… （71）

第二节 手足皲裂 ……………………………………………… （75）

第三节 日晒伤 ………………………………………………… （78）

第四节 放射性皮炎 …………………………………………… （80）

　　第五节　多形性日光疹 ……………………………………………（86）

第五章　结缔组织疾病 ……………………………………………（91）

　　第一节　混合性结缔组织病 ……………………………………（91）

　　第二节　红斑狼疮 ………………………………………………（93）

　　第三节　干燥综合征 ……………………………………………（102）

　　第四节　硬皮病 …………………………………………………（106）

第六章　性传播疾病 ………………………………………………（114）

　　第一节　淋病 ……………………………………………………（114）

　　第二节　梅毒 ……………………………………………………（118）

　　第三节　软下疳 …………………………………………………（139）

　　第四节　生殖器疱疹 ……………………………………………（145）

　　第五节　支原体感染 ……………………………………………（148）

　　第六节　生殖器念珠菌病 ………………………………………（153）

　　第七节　尖锐湿疣 ………………………………………………（159）

第七章　皮肤病的中医治疗 ………………………………………（168）

　　第一节　湿疹 ……………………………………………………（168）

　　第二节　瘾疹 ……………………………………………………（177）

　　第三节　带状疱疹 ………………………………………………（182）

参考文献 ……………………………………………………………（189）

第一章　细菌性皮肤病

第一节　痈

痈为多个毛囊及毛囊周围急性化脓性炎症,亦可累及下面结缔组织,在脂肪组织中蔓延,脓液被皮下纤维组织间隔,而在皮肤上穿出多个脓头,因此痈的范围和症状均比疖严重。

病原菌为金黄色葡萄球菌,常见于身体比较衰弱的患者。营养不良、糖尿病、肾炎或患严重的全身性皮肤病如剥脱性皮炎、天疱疮而长期使用大剂量的皮质类固醇者容易罹患本病。

一、临床要点

(一)好发年龄

本病多发生于成年男性。

(二)好发部位

本病好发于颈、背、肩、腹壁及唇部等处。

(三)皮损特征

初起为毛囊及其周围炎症性硬块,红、肿、痛、热,表面紧张发亮,以后逐渐扩大,直径可达10 cm或更大,严重者甚至可占据半个背部。5~7天后开始化脓,中央区皮肤坏死,形成多个脓头。脓液黏稠,脓栓脱落后留下多个带有脓性基底的多个溃疡,状如蜂窝,愈后留下一大片瘢痕。附近淋巴结肿大。

(四)唇痈

痈发生于唇者称唇痈,口唇极度肿胀,张口困难,容易发展为全身感染。

1

(五)血常规

白细胞及中性粒细胞明显升高。

(六)全身症状

本病可有畏寒、高热、头痛、食欲缺乏等全身不适症状。严重者可因败血症而危及生命。

二、诊断及鉴别诊断

根据皮损有明显的炎症浸润,有多个脓灶开口,自觉疼痛,全身症状明显,不难诊断。

三、药物治疗

抗生素治疗,与疖同。早期给予足量的抗生素,根据细菌培养和药敏试验结果,选用敏感抗生素。一般首选半合成耐青霉素酶的新青霉素,如苯唑西林钠,口服、肌内注射或静脉给药,8～12 g/d,分 3～4 次给药,儿童 160～200 mg/(kg·d),分 3～4 次给药。或氯唑西林钠6～8 g/d,分 3～4 次静脉给药,药物浓度为 2%,静脉注射速率为 1～2 g/h。若青霉素过敏可用红霉素、克拉霉素、罗红霉素、交沙霉素、阿奇霉素。对反复多发患者可联合应用利福平治疗。

四、其他治疗

(1)早期与疖同。如范围较大,脓头虽穿破而仍引流不畅者需手术切开引流。手术在全麻下进行,在患部做“＋”或“＋＋”切口,切口长度应达到病损边缘,深达深筋膜,剪去坏死组织,创口内置高渗盐水纱布或庆大霉素纱条,外加包扎,以后定期更换敷料。病损面积大者,待肉芽组织生长后再行植皮。

(2)唇痈切忌切开引流。

第二节　疖　与　疖　病

疖为葡萄球菌所致的深部毛囊炎和毛囊周围的化脓性炎症。疖的炎症范围较深而大。多发及反复发作者称为疖病。病原菌主要为金黄色葡萄球菌。

一、临床表现

疖好发于颜面、颈项部及臀部,皮损初发为位于毛囊的圆形炎症丘疹或小结节,伴有红、肿、热、痛的红色硬节,基底浸润明显。数天后结节中央坏死变软,顶部出现黄白色点状脓栓,脓栓脱落,排出血性脓液及坏死组织,炎症逐渐消退结疤而愈。重者可伴有畏寒、发热及全身不适等。附近淋巴结常肿大,甚至引起脓毒血症或败血症。面部疖不能挤压,因此处血管、淋巴管直接与颅内海绵窦相通,如挤捏可引起海绵窦化脓性血栓性静脉炎或脑脓肿,最终导致死亡。

二、诊断

疖的炎症浸润较深而大,局部红、肿、热、痛明显,中央有脓栓,易于诊断。

三、鉴别诊断

疖应与下列疾病鉴别。

(一)痈

表面有多个蜂窝状脓栓,局部红肿更为显著,疼痛剧烈,全身症状明显。

(二)痱疖

痱疖亦称假性疖病,为汗腺化脓感染,常与红痱同时存在。好发于小儿头皮等处,似疖肿,但无脓栓,浸润比较局限,且局部疼痛与周围炎症均不如疖明显。

四、治疗

(一)全身治疗

(1)注意皮肤清洁,增强机体抵抗力。积极治疗瘙痒性皮肤病及全身慢性疾病,如糖尿病。

(2)酌情选用对致病菌敏感性高的抗生素,如新型青霉素Ⅱ、头孢菌素和泰利必妥等。对顽固性患者可注射丙种球蛋白、自身菌苗或多价葡萄球菌菌苗。

(3)中医药治疗可选用五味消毒饮及黄连解毒汤等加减。

(二)局部治疗

早期未化脓者,可局部热敷或外涂 3%碘酊、复方新霉素软膏。如已化脓,应切开排脓引流。

(三)物理疗法

可酌情选用紫外线、红外线、超短波、透热疗法等治疗。

第三节 蜂 窝 织 炎

蜂窝织炎是广泛的皮肤和皮下组织急性弥漫性化脓性炎症。

一、病因及发病机制

常见病原菌为溶血性链球菌和金黄色葡萄球菌,少数可由流感嗜血杆菌、肺炎链球菌、大肠埃希菌等引起。原发性者细菌通过皮肤小的损伤侵入皮下;继发性者通过其他局部化脓性感染直接扩散而来,或由淋巴、血行感染所致。化学物质直接注入皮内也可导致急性蜂窝织炎。

二、临床表现

本病好发于四肢、颜面、外阴及肛周等部位。皮损初起为弥漫性浸润性水肿性红斑,境界不清,有显著的凹陷性水肿,皮损中央红肿明显,严重者可发生水疱和深在性脓肿及组织坏死,局部皮温高,疼痛及触痛明显。皮损中心组织逐渐溶解软化而出现波动感,破溃后排出脓液及坏死组织,形成溃疡,经 2 周左右形成瘢痕而愈。也有不破溃者,可自行吸收消散。可伴有高热、寒战、全身不适等症状。常伴有淋巴管炎,淋巴结炎,重者可并发坏疽、转移性脓肿及败血症。

慢性蜂窝织炎常呈板样硬化,色素沉着或潮红,灼热疼痛不明显,可有皮肤萎缩,颇似硬皮病。

三、组织病理

真皮及皮下组织可见广泛的急性化脓性炎症改变,浸润细胞主要是中性粒细胞、淋巴细胞,血管及淋巴管扩张,有时可见血管栓塞。皮肤附属器被破坏。后期可见由成纤维细胞、组织细胞及巨细胞形成的肉芽肿。

四、诊断与鉴别诊断

根据境界不清的浸润性红肿,有疼痛及触痛,中心可软化、波动、破溃等特点可以诊断。应与下列疾病鉴别。

(一)接触性皮炎

有明确接触史,皮损境界清楚,自觉瘙痒,多无全身症状,白细胞总数不高。

(二)丹毒

皮损鲜红色,境界清楚,表面肿胀,中央较轻,边缘较重,可发生水疱,但不化脓。

五、防治

(一)加强营养及支持疗法

卧床休息,抬高患肢,给予止痛、退热等。

(二)全身治疗

给予大剂量抗生素,可选用青霉素类或头孢菌素类,必要时根据药敏试验结果选择敏感抗生素。

(三)局部治疗

50%硫酸镁溶液热湿敷,紫外线或超短波治疗,局部形成脓肿时可切开引流。

第四节 脓 疱 疮

脓疱疮亦称接触传染性脓疱疮。中医称黄水疮、滴脓疮。脓疱疮多发生在夏秋季,常由化脓性球菌引起,在暴露部位出现原发皮疹,皮疹为水疱、丘疱疹,继发脓疱,易破溃覆以脓痂,传染性很强,是一种急性炎症性皮肤病,本病易于治愈,不留瘢痕,局部可遗留暂时性色素沉着。

一、病因和发病机制

本病的病原菌绝大多数为金黄色葡萄球菌,少数由链球菌引起,亦可由两种细菌混合感染,极少数由其他细菌如表皮葡萄球菌、枯草杆菌等所致。

二、临床表现

本病好发于2~7岁儿童,成人少见。皮损初发于暴露部位,如头面、手及小腿(图1-1~图1-4),由于致病菌不同,临床表现亦各有特点。

由金黄色葡萄球菌引起的脓疱病,称大疱性脓疱疮。初为少数散发的鲜红色丘疹或水疱,米粒至黄豆大小,可迅速增大化脓。或开始即为脓疱。脓疱丰满紧张,数天后松弛,疱周有炎性红晕、由于体位关系,脓液沉积于疱底部,呈半月状坠积性脓疱。自觉发痒,容易破裂,疱破后露出鲜红色糜烂面,上覆或多或少的脓液,干燥后结成蜜黄色或灰黄色厚痂,邻近的损害倾向融合,使痂皮互相连接,有的中央部好转,边缘部有新的水疱或脓疱,形成指盖或更大的环状或连环状,称为环状脓疱病。

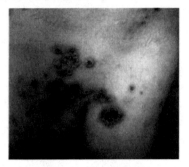

图1-1　脓疱疮(一)

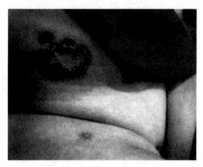

图1-2　脓疱疮(二)

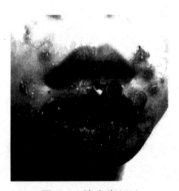

图1-3　脓疱疮(三)

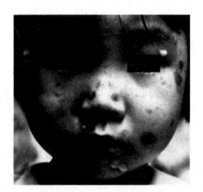

图1-4　脓疱疮(四)

由溶血性链球菌或与金黄色葡萄球菌混合感染引起的脓疱疮,称寻常性脓疱疮,初起损害为红斑,迅速发生壁薄的水疱、脓疱,周围有明显的红晕,易破溃,结蜜黄色痂。脓疱经6～7天可渐消退,但因搔抓及分泌物的流溢,不断地把细菌带到其他部位,以致新的损害接连发生,周围不断有新疹出现,与邻近皮损巨相融合。往往绵延数周至数月,个别病例病期竟达数年。痊愈后不留瘢痕,有时继发湿疹样变,称为湿疹样脓疱病。

少数患者鼻腔、唇、口腔、舌部黏膜及躯干亦可被侵及。重者可有畏寒、发热等毒血症的表现。如病菌毒力较强,常并发淋巴管及淋巴结炎。亦可诱发急性肾炎,极少数体弱儿童可引起脓毒症,导致死亡。同时可伴毛囊炎、疖等脓皮病。

三、组织病理

呈角层下脓疱,疱内含有大量破碎中性粒细胞及纤维蛋白,并有少数淋巴细胞及变形的表皮细胞。在细胞外或中性粒细胞内可见球菌团,偶尔能见到大疱底部少数棘突松解细胞,这是由于中性粒细胞溶解蛋白作用的结果。棘层显示海绵形成,其间有中性粒细胞浸润。真皮上部有中度炎症反应,血管扩张、水肿及中性粒细胞和淋巴样细胞浸润。

四、实验室检查

白细胞总数常升高,红细胞沉降率、黏蛋白增高,痊愈后恢复正常。由链球菌引起的脓疱疮患者抗 O 一般增高,蛋白电泳显示 α 及 γ 球蛋白增高。多数患者的白细胞吞噬指数偏低。脓液培养多为金黄色葡萄球菌,血浆凝固试验绝大多数阳性。噬菌体分型以Ⅱ组 71 型最多。

五、诊断

按损害的临床特点,一般不难诊断。

六、鉴别诊断

本病需于下列疾病鉴别。

(一)水痘

水痘多见于冬春季,全身症状明显,绿豆至黄豆大的发亮水疱中央可见脐凹,周围绕以较大红晕,化脓与结痂现象甚轻,常侵及口腔黏膜。

(二)脓疱性湿疹

脓疱性湿疹无明显季节性,皮疹呈多形性弥漫性潮红,境界不清楚,无一定好发部位,与年龄无关。

(三)丘疹性荨麻疹

丘疹性荨麻疹好发于躯干、四肢,在风团样红斑基础上出现丘疹或水疱,奇痒。成批出现,反复发作。

七、治疗

(一)局部疗法

以局部治疗为主,重症患者应用磺胺剂、抗生素制剂等。有较大脓疱,可用消毒针刺破疱壁,用干净棉球吸干脓液,然后涂上抗生素药物或脓疱疮泥膏。

(二)全身疗法

对伴有发热、淋巴结炎、皮损广泛,婴儿、体弱儿童或经外用药长期治疗无效者可给予磺胺或抗生素制剂,新生儿脓疱疮和重症患者除一般支持疗法外,应按严重感染处理。最好做脓液培养及药敏试验,以选择最有效的抗生素。

第五节　麻　风

麻风是由麻风分枝杆菌(简称麻风杆菌)引起的一种慢性传染病,主要侵犯皮肤黏膜和周围神经。麻风杆菌最早于 1873 年由挪威麻风专家 Gerhard H.A. Hansen 从麻风病患者的皮损中分离出,为抗酸染色阳性,形态呈多形性。有的抗酸染色后为均匀的直的略有弯曲的杆状菌称为完整菌,菌体两侧面平行,两端略圆,长 $1\sim8$ μm,宽 $0.2\sim0.5$ μm,无鞭毛、芽孢,不能自行运动,有的可呈断裂状、鼓槌状、哑铃状、串珠状或颗粒状,称为不完整菌。现认为完整菌是活菌,不完整菌是死菌。麻风杆菌在人体内主要分布于皮肤,黏膜、周围神经及淋巴结、单核-吞噬细胞系统、横纹肌等组织与器官内。麻风杆菌排出机体后经日光照射 $2\sim3$ 小时即丧失活力,经紫外线照射 2 小时则完全丧失活力。在实际工作中煮沸 $20\sim30$ 分钟或用高压蒸汽灭菌 $15\sim20$ 分钟可完全杀灭麻风杆菌。

麻风患者是麻风杆菌的天然宿主,也是麻风唯一的传染源。飞沫传播及破损的皮肤伤口接触传播是其重要的传播方式。人群对麻风杆菌的抵抗力强,与麻风患者密切接触的配偶,患病率不超过 5%,说明麻风的易感人群少。麻风在世界上流行数千年,主要分布于亚洲、非洲及拉丁美洲,我国有 2 000 多年的流行史,到目前全国大约报告 50 万麻风患者,每年新发和复发病例约 2 000 例,主要分布于云南、贵州、四川、西藏等地。

麻风的分类有两种方法:①按 1973 年第十届国际麻风会议推荐使用的免疫光谱 5 级分类法,临床上分为结核样型(TT)、界线类偏结核样型(BT)、中间界线类型(BB)、界线类偏瘤型(BL)、瘤型(LL)。麻风的早期为未定类(I),这种临床类型的差别是由机体的免疫力、机体内麻风杆菌量及类型的演变所决定的。②1988 年后便于流行病学调查及联合化疗观测,WHO 麻风专家委员会决定将免疫光谱 5 级分类法简化为少菌型(PB)和多菌型(MB),PB 包括 TT、BT 和 I 或皮肤涂片检查细菌阴性者,MB 包括 LL、BL、BB 或皮肤涂片检查细菌阳性者。

麻风杆菌几乎无毒性,它可在人体组织中存在,却不引起临床症状。麻风杆菌的致病是由免疫反应引起的,机体的免疫功能决定了感染后是否发病及发病的临床类型。麻风杆菌对周围神经束内的施旺细胞有特殊亲和性,如侵入体内的麻风杆菌不能被吞噬细胞灭活、消除,就可在施万细胞内繁殖生长,继而引起组织细胞聚集分化,淋巴细胞浸润,从而导致神经轴索梭形肿胀,神经纤维减少或断裂。临床表现为受累神经肿胀,粗大,可有疼痛、压痛。有时发生干酪样坏死,神经纤维变性及钙化,使神经质地变硬,功能障碍。麻风杆菌对感觉神经的损害顺序为温觉、痛觉、触觉。因自主神经受损导致皮肤营养、循环及出汗障碍,当麻风杆菌由神经进入周围的皮肤时,因免疫反应引起组织肉芽肿改变。

一、诊断

(一)临床表现

各型麻风有其共同特点即感觉障碍及浅表神经粗大。感觉障碍是麻风的早期及主要症状,初起有知觉过敏,如蚁走感,继而温觉、触觉相继丧失。浅神经粗大可见于耳大神经、眶上神经、尺神经及腓总神经,TT 的浅表神经粗而硬,LL则粗而软。

1.I

皮肤损害为单个或多个的浅色斑片或红斑,境界清或不清,皮损无浸润及脱屑,毳毛、眉毛正常,闭汗不明显,感觉障碍轻,多为一条神经受累,轻度粗大,质软。70%可自愈,余者可转变为其他类型的麻风。

2.TT

皮肤损害为单发或 2~3 块的斑疹,呈浅红色,或为排列成环状、半环状的丘疹,色鲜红或暗红,边界清,表面干燥,附有鳞屑,皮损处毳毛脱落,眉毛不脱落,闭汗早且明显,感觉障碍出现早而明显,受累神经不对称,粗大呈结节状或条索状。因神经营养运动障碍易出现多种畸形,如爪手(尺神经)、猿手(正中神经)、垂腕(桡神经)、兔眼(面神经)。

3.BT

皮损数目偏多,为红色、暗红色或棕红色斑疹或斑块,可有环状损害,其内外界均清楚,皮损表面不如 TT 干燥,分布不对称,常有卫星状损害,毳毛脱落,眉毛正常,闭汗。感觉障碍发生较早,神经损害不对称,粗大,质硬。

4.BB

皮损比较复杂,变化多端,数目较多,可有斑疹、斑块,浸润性损害等,颜色亦多样,可有红色、橘红色、棕红、黄褐色等,表面不太干燥。皮损外缘尚清楚,分布广,多对称,皮损处毳毛、眉毛脱落,有闭汗。感觉障碍发生较迟,神经损害多不对称,中度粗大,质地较软。畸形发生较迟而重。

5.BL

皮损为斑疹、斑块、浸润、丘疹、结节,颜色呈红色、棕红色、橘红色,皮损边界多数不清楚,少数皮损清楚,表面光滑,湿润,分布广泛,相对对称,皮损处毳毛、眉毛均脱落,闭汗轻。感觉障碍发生迟,神经损害多发,不对称,粗大,质地软。畸形发生迟,初期轻,晚期重。

6.LL

皮损为广泛对称分布小浅色斑,边界不清,呈淡红色、红色或暗褐色,表面光亮多汗,晚期面部皮肤弥漫增厚,结节和深在性浸润混融形成"狮面"样外观,早期有毳毛、眉毛脱落,早期闭汗不明显,但晚期出现明显闭汗,感觉障碍发生迟,神经受累普遍,对称,轻度粗大,质软。畸形发生迟而轻,但到晚期畸形重。晚期伴有黏膜、淋巴结、睾丸、眼和内脏器官明显受累。

(二)麻风反应

在麻风慢性过程中,不论治疗与否,突然发生疾病活动性加剧的变化,其发生率占患者的10.4%～41%,常在外界因素或身体状态发生改变等诱因下发生。Ⅰ型麻风反应,为细胞免疫迟发型变态反应,见于免疫状态不稳定的BB、BT、BL的患者,表现为原有皮损及麻木区扩大。并出现新的皮损及麻木区,皮损变红、发热、坏死、溃疡。浅神经干突然粗大、疼痛。旧畸形加重并出现新畸形。反应发生慢,消失慢,在反应过程中使病变内容发生"升级"或"降级"变化。Ⅱ型麻风反应,属抗原抗体复合物变态反应,即血管炎型反应,又称麻风性结节性红斑(ENL),多见于已治和未治的 LL、BL,少数 BB 亦可出现。皮损好发于颜面、四肢等皮肤。对于弥漫性 LL 型麻风严重时可出现坏死性结节性红斑或坏死性红斑,伴发热、全身不适、神经痛、关节痛,虹膜睫状体炎,睾丸炎、淋巴结肿大等。ENL 往往频繁发生,病程较短,一般数天到十余天不等。混合型麻风反应,兼具Ⅰ、Ⅱ型麻风反应,常见于 BB。

(三)实验室检查

1.皮肤涂片查菌

MB 应查 6 个部位,PB 应查 5 个部位,此两型的常规部位均为一侧的眶上、耳垂、下颌,此外还应选择活动性的皮损(浸润显著、色黄、红或红黄),必要时做鼻黏膜查菌,在皮肤内查见麻风杆菌是诊断麻风可靠的依据。

2.麻风菌素试验

在上臂外侧皮内注射 0.1 mL 麻风菌素,分别于 48 小时和 21 天观察早晚期反应。早期反应反映机体对麻风杆菌的敏感性,晚期反应反映机体对麻风特异性细胞免疫力。反应强度与免疫力大小成正比,各型麻风的麻风菌素晚期反应为 I(-或+),TT(+++),BT(+~-),BB、BL、IL 均为(-)。该试验有助于判断预后。

3.血清学检查

用荧光抗体吸收试验(FLA-ABS)、酶联免疫吸附法(ELISA)、放射免疫测定法(RIA)检测患者血清和尿中酚糖脂 I(PGL-1)抗原及血清中的 PGL-1 抗体。

4.聚合酶链反应(PCR)技术检查

患者皮肤和皮损中的麻风杆菌特异性的 DNA 片段和荧光定量 PCR 技术检测皮肤及皮损中麻风杆菌的 DNA 含量,有助于诊断麻风及监测抗麻风药物治疗疗效。

5.特殊检查

用于不典型或轻型病例,在皮损处和正常皮肤处对照进行。包括组胺试验(可出现第二联反应缺如)、出汗试验(皮损处出汗功能障碍)、立毛肌功能试验(皮损处立毛肌功能试验不引起鸡皮疙瘩现象)。

(四)病理变化

1.I

表皮无明显变化。真皮内有散在的非特异性炎性细胞浸润。抗酸染色,皮神经内可见到散在的抗酸杆菌,有早期泡沫细胞及抗酸杆菌数目多,提示向瘤型发展;抗酸杆菌少或无,并可见少数上皮样细胞者,提示向结核样型发展。

2.TT

表皮常有炎性细胞浸润。真皮上部没有"无浸润带"、真皮内神经,血管及附件可见上皮样细胞肉芽肿,很少出现坏死。抗酸染色细菌少或无,可见朗格汉斯巨细胞,疾病活动时朗格汉斯巨细胞数增多。

3.LL

表皮萎缩,无炎性细胞浸润,基底细胞层无破坏。真皮上部有"无浸润带",真皮内淋巴细胞少,炎症反应轻或无。真皮内及皮下组织有大量泡沫细胞浸润。皮神经组织破坏比 TT 轻,皮肤附件破坏明显。抗酸染色可见大量抗酸杆菌。

4.BT

表皮内无炎症细胞浸润。真皮上部有窄的"无浸润带",真皮内上皮样细胞肉芽肿周围淋巴细胞少。抗酸染色抗酸杆菌($1+\sim2+$)。

5.BB

表皮内无炎性细胞浸润。真皮上部"无浸润带"明显。真皮内兼有 TT 和 LL 两型的变化。抗酸染色细菌($3+\sim4+$)。

6.BL

主要变化与 LL 相似,但泡沫细胞浸润中可见成团的上皮样细胞和组织细胞。抗酸染色可见大量抗酸杆菌($4+\sim5+$)。

7.麻风反应

(1) I 型麻风反应:表皮水肿,伴角化过度或点状角化不全。棘层有炎症细胞浸润。真皮内上皮细胞肉芽肿水肿明显,可出现纤维蛋白样变性。血管扩张充血,但无中性粒细胞浸润和血栓形成。升级反应者,上皮细胞肉芽肿周围淋巴细胞增多,抗酸染色示抗酸杆菌减少或阴性;降级反应者,真皮内有大量泡沫细胞,抗酸杆菌数目增多。

(2) II 型麻风反应:示血管炎和脂膜炎,真皮内特别是皮下脂肪层内血管内皮细胞水肿,血管壁有炎症细胞浸润,纤维蛋白样变性,血管腔狭窄或栓塞。严重者出现组织坏死。

二、鉴别诊断

有皮肤损害的麻风应与体癣、皮肤黑热病、结节病、银屑病、脂膜炎、多形性红斑、环状红斑、寻常狼疮、局限性硬皮病、结节性黄瘤、单纯糠疹、玫瑰糠疹、II 期梅毒的皮肤损害相鉴别,这些病应从皮损是否有痒感、感觉是否障碍、是否有闭汗、是否浅神经粗大、皮损经抗酸染色是否找到抗酸杆菌等几个方面加以鉴别,若仍有困难可借助 PCR 技术检测皮损内是否有麻风杆菌特异性的 DNA 片段。

无皮肤损害的麻风需与神经科某些疾病相鉴别,如股外侧皮神经炎、脊髓空洞症、进行性脊髓性肌萎缩症、肌萎缩性侧索硬化症、中毒性周围神经炎、周围神经损伤、面神经麻痹、肥大性间质性神经炎、臂丛神经血管压迫综合征、遗传性感觉神经根神经病、神经鞘瘤、腓总神经鞘内囊瘤,这些病应从有无神经粗大、感觉是否障碍、出汗试验、组胺试验、立毛肌试验和血清、尿检测 PGL-1 抗原或抗体,并结合以上神经科疾病本身的特点进行鉴别。

三、治疗

(一)联合化疗(MDT)

1981 年 WHO 推荐,我国自 1986 年应用以来,效果满意。采用两种或两种以上作用机制不同的有效化学药物,但必须包括强杀菌性药物利福平(RFP)在内的多种药物,以终止麻风的传播,防止耐药,减少复发,以达到有效治疗患者的目的。

1.MDT 方案

(1)PB:①RFP 600 mg,每月 1 次,监服。②氨苯砜(DDS)100 mg,每天 1 次,自服。

治疗期限为 6 个月。PB 患者完成治疗后的监测时间,应为每年检查 1 次,至少 5 年。PB 患者的皮损如多于 5 块或 3 条以上神经受累或查麻风杆菌阳性者,均按 MB 方案治疗。对于 PB,每月自服药物不得少于 20 天,否则此月不计入疗程,6 个月疗程可在 9 个月内完成,连续中断治疗 3 个月以上者,须重复 6 个月疗程。对于 MB,疗程不得少于 24 个月,每月自服药物不得少于 20 天,否则此月不记入疗程,1 年中至少服药 8 个月,连续中断治疗超过 4 个月,须重新开始治疗,24 个月疗程可在 36 个月内完成,每年服药时间少于 8 个月者,为治疗不规则。

(2)MB:①RFP 600 mg,每月 1 次,监服。②DDS 100 mg,每天 1 次,自服。③氯法齐明(B663)300 mg,每月 1 次,监服,同时 50 mg,每天 1 次,自服。

上述治疗至少连续 2 年,如有可能也可治疗到皮肤查菌阴性。MB 患者的监测,应做到每年检查 1 次,至少 10 年。

2.各年龄组的药物剂量

各年龄组的药物剂量见表 1-1。

表 1-1 各年龄组的药物剂量(mg)

药物	服法	5 岁以下	5～9 岁	10～14 岁	15 岁
RFP	每月 1 次(监服)	150	300	450	600
DDS	每天 1 次(自服)	25(隔天)	25	50	100
B663	每月 1 次(监服)	50	100	200	300
B663	每天 1 次(自服)	50(隔天)	50	50	50

(二)复发患者的治疗

复发患者均按 MB 的 MDT 方案治疗。

（三）免疫治疗

其目的是改变 MB 患者对麻风杆菌的细胞免疫缺陷。可选用减毒活结核分枝杆菌和麻风杆菌的混合菌苗在三角肌区皮内分 3 点注射，每 3 个月注射 1 次，总疗程 8～10 次，历时 18～30 个月。亦可试用卡介菌多糖核酸（斯奇康）、转移因子、猪胸腺素、IL。但其具体方案仍在研究中。

（四）麻风反应的治疗

发生后宜迅速处理，对受累神经和关节应制动并休息，以减轻患者疼痛，防止畸形残废。主要选用糖皮质激素、沙利度胺、氯法齐明、雷公藤 4 种药物治疗。Ⅰ型麻风反应可选用糖皮质激素（中小剂量）持续治疗至少 6 个月，以减轻神经炎症。Ⅱ型麻风反应可选用沙利度胺、雷公藤、氯法齐明或糖皮质激素治疗。采用单用或 2 种药物联合应用。对较严重者，宜优先选用沙利度胺、雷公藤或二者联用。在前 4 种药无法控制的情况下，则采用糖皮质激素治疗。其用法如下。

1.沙利度胺

每天口服 300～400 mg，直至反应控制后，逐渐减量至 50 mg/d。本药可致畸胎，对停经 2 个月以上的孕妇禁用，对育龄妇女应慎用。还可以出现中毒性神经炎、白细胞减少、心率减慢、嗜睡、口干、疲乏等症状。

2.雷公藤

对于应用沙利度胺后无效者可选用，轻度Ⅰ型反应时不选用，药用去皮的干根，每天 30 g，煎成汁（煎 1 小时）每天 1 剂，两煎分服，也可制成糖浆或片剂使用。此药的根皮和茎叶均有剧毒，不可内服，有胃肠道反应或白细胞减少等不良反应，尤其是每天剂量超过 30 g 时，不良反应可能增多，使用过程中需加强观察。

3.糖皮质激素

糖皮质激素对Ⅰ型麻风反应并有神经损害的患者和Ⅱ型麻风反应均有较好疗效，尤其是控制 ENL 十分迅速。此药治疗麻风反应的主要指征：①急性神经炎；②急性或亚急性眼炎（尤其是虹膜睫状体炎）；③睾丸炎；④严重 ENL 反应伴有急性发热；⑤急性喉水肿。用法为泼尼松或泼尼松龙 5 mg 或地塞米松 0.75 mg，每天 6～12 片，口服。反应症状控制后，逐渐减量，维持 3～5 个月为宜，直至停用。对兼有神经损害的逆向反应者每天用量可高达 12～16 片；亦可用氢化可的松 100～300 mg 或地塞米松 5～15 mg，加入 5%～10% 葡萄糖液

500～1 000 mL 内做静脉滴注,每天 1 次。本药长期使用应注意不良反应的发生尤其是对Ⅱ型反应病例。

4.氯法齐明(B663)

氯法齐明可用作预防和控制Ⅱ型麻风反应,但作用缓慢,在服药1～2个月后才逐渐显效。用药剂量一般为每天 100～300 mg,持续 3 个月后逐渐减量。本药较为安全,主要缺点为致皮肤红染,尤其在原来浸润损害较为明显的部位。还可使皮肤干燥,呈鱼鳞病样损害。

第六节 毛 囊 炎

毛囊炎为金黄色葡萄球菌所引起的红色毛囊丘疹,顶端迅速化脓,周围绕以红晕。

一、临床表现

本病成年人多见。好发于头部、颈项部、臀部、外阴部等。轻度痒痛,皮损初发时为针头大红色毛囊性丘疹,逐渐变成粟粒大脓疱,中心有毛发贯穿,周围有炎性红晕。脓疱破溃后,排出少量脓血,结成黄痂,痂脱即愈,不留瘢痕,但易复发。特殊类型:①慢性毛囊炎;②秃发性毛囊炎,发于头皮愈后遗留毛发脱落及瘢痕;③须疮,发于胡须部;④瘢痕疙瘩性毛囊炎,发于项部,呈乳头状增生或形成瘢痕硬节。

二、诊断

毛囊炎为浅表毛囊性脓疱,炎症较轻,浸润不深。

三、鉴别诊断

(一)痈

痈表面有多个蜂窝状脓栓,局部红肿更为显著,疼痛剧烈,全身症状明显。

(二)痱疖

痱疖亦称假性疖病,系汗腺化脓感染,常与红痱同时存在。好发于小儿头皮等处,似疖肿,但无脓栓,浸润比较局限,且局部疼痛与周围炎症均不明显。

四、治疗

(一)全身治疗

(1)注意皮肤清洁,增强机体抵抗力。积极治疗瘙痒性皮肤病及全身慢性疾病,如糖尿病。

(2)酌情选用对致病菌敏感性高的抗生素,如新型青霉素Ⅱ、头孢菌素和泰利必妥等。对顽固性患者可注射丙种球蛋白、自家菌苗或多价葡萄球菌菌苗。

(3)中医药治疗可选用五味消毒饮及黄连解毒汤等加减。

(二)局部治疗

局部外涂 2％碘酊、聚维酮碘液、2％水杨酸、2％氯霉素酊、硫黄洗剂、2％莫匹罗星软膏等。

(三)物理疗法

可酌情选用紫外线、红外线、超短波、透热疗法等治疗。

第二章 病毒性皮肤病

第一节 单纯疱疹

疱疹病毒科是属于有包膜的线状双链 DNA 病毒,它广泛存在于自然界中,目前已鉴定或部分鉴定的约有 100 种。根据病毒的理化性质、生物学特性将疱疹病毒分成 α、β、γ 3 个亚科。单纯疱疹病毒(herpes simplex virus,HSV)属于 α 疱疹病毒亚科,包括 HSV-1 和 HSV-2 两型。HSV-1 主要感染口、眼、唇的皮肤和黏膜以及中枢神经系统,偶见于外生殖器;HSV-2 一般与外生殖器感染和新生儿感染有关,偶见于口腔病变。孕妇感染 HSV 后,易发生流产,造成胎儿先天畸形和智力低下。40%～60%的新生儿在通过产道被 HSV-2 感染后,出现高热、呼吸困难和中枢神经系统病变,其中 60%～70%受染新生儿可因此而死亡,幸存者中后遗症可达 95%。在人群中约 90%以上的人曾感染过 HSV,其中很大一部分导致潜伏感染,病毒在体内可维持数年以致终身。医学界近年多方面的研究表明,HSV-1 和 HSV-2 可能分别与唇癌和宫颈癌的发生有关。并且 HSV-2 外生殖器感染是仅次于人类免疫缺陷病毒感染的性传播疾病,故它又引起了医学界新的重视。研制疫苗是目前唯一可行的有效方法,它能使机体在抗 HSV 感染免疫中,发挥体液免疫和细胞免疫功能来消除 HSV 感染。

一、病原学

HSV 属疱疹病毒科人疱疹病毒属,是最早发现的人类疱疹病毒。病毒颗粒为球形,直径150～220 nm,由包膜、被膜、核衣壳、含 DNA 的核心组成。包膜为类脂双层膜,表面有长8～10 nm的突起,内含病毒的糖蛋白。DNA 为双链线形

DNA，长约 154 kb。根据基因组的限制性内切酶图谱和编码的蛋白质的不同，分为 HSV-1 和 HSV-2，二者有 50% 同源性。病毒包膜的糖蛋白为特异性，具有使病毒吸附传入敏感细胞、促进病毒包膜和宿主细胞膜之间融合等功能。作为抗原可刺激机体产生具有保护作用的中和抗体，并具有刺激 T 细胞增殖和杀伤的能力。

HSV 感染后可在宿主体内终身潜伏，并可在邻近原始感染部位被激活，在三叉神经节、骶部和迷走神经节可分离出病毒。HSV 的成分中 60%～80% 为蛋白质，20%～25% 为磷脂化合物，6%～7% 为 DNA。抵抗力弱，在 50～52 ℃水中 30 分钟即灭活，对乙醚、去氧胆酸钠、氯仿等敏感。胰蛋白酶、酸性、碱性磷酸酶、磷脂酶 C 能使病毒包膜变性而灭活病毒，X 线、紫外线亦可灭活病毒。病毒对温度敏感，4 ℃可保存数周，−20 ℃保存 2 个月，在含血清的悬液中−70 ℃可存活数月。

二、流行病学

(一)传染源

HSV 能感染多种动物，包括小鼠、家兔、鸡、豚鼠等，但人是唯一的传染源，包括患者和无症状病毒携带者。病毒在病灶分泌物、唾液、粪便、生殖道分泌物中普遍存在，人群中有 1%～2% 的成年人和 5%～8% 的儿童唾液中有 HSV-1 病毒排出。HSV-1 抗体阳性者近 1/3 有唾液排毒。

(二)传播途径

HSV-1 主要经呼吸道、消化道传播，破损的皮肤黏膜直接接触含病毒的分泌物亦可传播。HSV-2 可通过性交传播，新生儿在分娩时经产道时受感染，产妇患原发性生殖器疱疹时有 50% 的概率使胎儿受感染，患复发性疱疹时传染胎儿的可能性较小。HSV 在外界抵抗力很弱，传染性一般不强，直接接触被病毒污染的体液是主要的传播方式，包括接吻、性交等，手指接触疱疹液或分泌物也可传染给他人或造成自我接种感染。

(三)易感人群

人群普遍易感，原发感染多在 1～4 岁，出生后 2 年内为感染高峰。愈后病毒可终身潜伏在体内，感染后的免疫力不能清除病毒，亦不能防止复发。

(四)流行特征

HSV 感染广泛分布于全世界，HSV-1 的流行与社会经济状况密切相关。

在发展中国家 15～30 岁的人群中 HSV-1 抗体阳性率高达 90%，而发达国家同年龄组的抗体阳性率仅有 50%～60%。在有性生活之前 HSV-2 感染概率较小，我国 10～19 岁组 HSV-2 抗体阳性率为 15%～20%，30～40 岁组就上升到了 42%～64%。西方国家性门诊者中 5%～12%HSV-2 抗体阳性，国内统计这一比例在 29%～35%。HSV-2 感染与女性宫颈癌具有相关性。HSV 脑炎在散发性病毒性脑炎中最为常见，年发病率为 2/100 万～4/100 万。5～30 岁和 50 岁以上为发病高峰，成年人的 HSV 脑炎几乎全部由 HSV-1 引起，新生儿的中枢神经系统感染则多由 HSV-2 引起。

三、发病机制和病理

HSV 感染的特征是在体内呈持续潜伏状态，或长时间的潜伏中间歇复发，病毒难以彻底清除。原发感染时，病毒在局部复制导致感觉神经末梢感染，病毒沿轴索运行至神经元细胞体，经过短暂复制后进入潜伏感染状态。初次感染中 80%～90% 为隐性感染，显性感染只占少数，表现为口龈炎、咽炎、扁桃体炎和外阴炎等。初次感染后多数转为潜伏感染，HSV-1 潜伏在三叉神经节和颈上神经节，HSV-2 潜伏在骶神经节。潜伏感染是复发的根本原因，近年来对潜伏感染的形成机制研究认为，感染细胞蛋白、HSV 潜伏相关转录体（latency associated transcripts，LATs）、胸苷激酶（thymidine kinase，TK）、神经细胞和神经因子在潜伏感染形成中起重要作用，其中，LATs 起到了十分关键的作用。复发感染之前并不一定经过有症状的原发感染。由于抗体和免疫淋巴细胞的存在，复发感染通常比原发感染的症状轻。宿主正常的免疫功能是维持潜伏感染状态的重要因素，而潜伏的 HSV 在体内的再激活过程，有人认为与 TK 有关。TK 是 HSV 早期基因编码合成的。HSV 的 TK 能使胸苷（T）或脱氧胞苷磷酸化，为病毒复制提供原料。复发的诱因有免疫抑制、免疫缺陷等免疫因素，以及局部皮肤损伤、月经、精神紧张、发热、紫外线照射等非免疫因素。潜伏的 HSV-2 活动较 1 型更加频繁。病毒激活复制后，可沿受累神经索逆行至相应皮肤和黏膜，临床上表现为复发性口唇疱疹和生殖器疱疹。

无论原发感染还是复发感染，组织学改变都是类似的，皮肤损害表现为感染细胞的气球样变性，细胞变性或核染色质浓缩，失去完整的胞质膜，形成多核巨细胞，在核内可出现包涵体，称为 Cowdry A 小体，常提示 HSV 感染。感染细胞溶解后形成壁薄的水疱，内含清亮液体，含有大量的病毒，炎症细胞浸润后疱液变为脓性，随后疱疹结痂，通常不留瘢痕。

病毒可经血流或经皮肤黏膜表面感受器沿神经通路上行,侵入中枢神经系统。病毒也可经三叉神经传至颞叶或经嗅束和嗅球传至脑部,再沿大脑基底部内缘播散至额叶,导致 HSV 脑炎。大约 70％HSV 脑炎发生于 HSV 复发性感染,30％发生于初次感染,此外,也有外源性再感染的病例。病变可波及全脑,以皮质受累较为明显,尤其是颞叶中下部和额叶基底部,约 50％患者病变限于一侧,双侧受累者也以一侧为主。病变部位呈弥漫性软化、出血性坏死和神经胶质成分丧失。重要的特征为出血性坏死和细胞核内有包涵体。神经细胞坏死较明显,重症者可见胶质细胞坏死,病变区内小血管壁坏死出血;可见血管周围淋巴细胞袖套状浸润及神经元吞噬现象,即神经细胞变性并被小胶质细胞包围。在坏死区及其周围的胶质细胞和神经细胞的核内可见嗜酸性包涵体。

四、临床表现

初次感染潜伏期 2～12 天,平均 6 天,多发生在婴幼儿或儿童,常为隐性感染,偶出现症状。感染后机体出现抗体,病毒潜伏在神经节中,常常引起复发。感染后的临床表现与病毒入侵部位、年龄、免疫状态相关,大致分为口唇疱疹、皮肤疱疹、生殖器疱疹、眼疱疹、中枢神经系统感染、全身播散性感染几种。

(一)口-唇疱疹

龈口炎和咽炎多为 HSV-1 原发感染,儿童和青年人多见,年长者亦有发生,有发热、全身不适,在口腔前部、舌部、咽峡部、硬腭有多个疱疹或溃疡散在,直径为 2～3 mm,淡黄色,周围绕有红晕。唇疱疹多为复发性感染,常发生在唇缘、口角、鼻孔周围,无发热等全身症状,出疹前数天局部可有灼热感,进而充血、红晕,随后出现米粒大小水疱,几个至几十个成簇,可同时发生多簇。疱液清,壁薄易破。2～10 天后干燥结痂,愈后一般不留瘢痕。

(二)皮肤疱疹

正常完好皮肤有完整的角化上皮层,单纯的皮肤疱疹不多见,但当皮肤存在损伤时,原发性口腔和生殖器疱疹可通过自我接种或直接播散等形式引起皮肤感染,常见的临床类型有创伤性疱疹、疱疹性湿疹和疱疹性瘭疽。创伤性疱疹是指在皮肤擦伤处或裂口处出现水疱,伴有高热等全身症状和局部淋巴结炎。疱疹性湿疹多发生在湿疹或神经性皮炎的基础上,皮损周围分批出现水疱,可见到不同阶段的疱疹,病损皮肤有水肿、糜烂、裂开、溃疡和脓性出血性渗出。疱疹性瘭疽是手指末端的 HSV 原发感染,以拇指和示指多见,皮肤表现为指(趾)腹或甲周红肿,其上聚集米粒至绿豆大小深在性丘疱疹、水疱或间杂淡黄色脓疱,疱壁较厚。破溃处糜烂渗出、结痂。自觉灼痒，初发者红肿疼痛显著。儿童多由HSV-1引起，成年人多有HSV-2导致。医护人员可因接触含有病毒的分泌物发病。此病可反复发作，以甲周红肿为主要表现者常被误诊为甲沟炎，病程一般2～3周。

(三)生殖器疱疹

主要有HSV-2引起，病变多为水疱、脓疱和浅表溃疡。男女均可发生，但女性受损部位较广，可累及大小阴唇、阴蒂、阴道、宫颈等，亦可扩散到尿道及周围皮肤。男性多在龟头、包皮、冠状沟、阴茎，以及阴囊和周围皮肤。初发者病程长达3～6周，复发者病程1～2周，且皮损少，易痊愈。少数患者因发生骶神经根炎导致神经痛、尿潴留或便秘。

(四)眼疱疹

主要表现为急性角膜炎和急性结膜炎，多为单侧，有发热、急性疼痛、视物模糊、耳后淋巴结肿痛等症状。查体可见眼睑红肿、结膜充血，结膜出现滤泡，角膜可见树枝状溃疡，为HSV性角膜炎特征性表现，经荧光染色后较易发现。溃疡可累及基底层，愈后常遗有视力损害。反复发作可导致角膜浑浊及视力障碍。新生儿和获得性免疫缺陷综合症(acquired immunodeficiency syndrome,AIDS)患者可发生播散性眼部感染。表现为脉络膜视网膜炎或急性坏死性视网膜炎，抗病毒药物可促进愈合，但易复发。眼部HSV感染是导致失明的最常见原因之一。

(五)中枢神经系统感染

新生儿中70%以上的HSV感染表现为中枢神经系统感染，年长儿和成年人的中枢神经系统感染少见。除新生儿以原发感染HSV-2为主外，原发性的HSV脑炎少见，多为潜伏在三叉神经节或自主神经根潜伏的HSV-1激活后扩散到中枢神经系统引起。感染主要累及额叶和颞叶，病理改变以脑组织出血性坏死为主。不同型别单纯疱疹病毒性脑炎所引起的临床表现各有差异，HSV-1型主要引起局灶性脑炎，HSV-2则倾向于脑膜脑炎。病初部分患者有发热、全身不适、嗜睡、头痛、肌痛、厌食、恶心、呕吐、腹泻等前驱期症状，体温最高可达40℃，2～5天后出现中枢神经系统受损症状，有意识障碍、神经异常、抽搐、脑膜刺激征、多动、肌麻痹、偏瘫、偏盲等，部分患者精神异常重于神经症状，如精神淡漠、激动、智力障碍、思维不连贯等。随着病程进展，可出现嗜睡、昏睡、昏迷等意识障碍。约2/3的患者有局部或全身抽搐发作，呈不对称性。病程极期，因脑水肿和脑实质坏死导致颅内压增高,甚至导致脑疝致死。其中抽搐、意识障碍及精神异常为本病特点。

脑脊液压力增高,通常为无色透明,如果含有大量红细胞(除外穿刺损伤)则高度提示本病。白细胞数在 $100×10^6/L$ 左右,蛋白含量稍增高,糖、氯化物正常。脑电图典型改变是广泛慢波背景上出现间隔 $0.5～2.5$ 秒的周期性复合波,常有颞叶和额叶局限性损害表现,以慢波、周期性发放 $σ$ 波、局限性尖波、棘波、$θ$ 波等为常见。CT 改变在神经系统症状出现 1 周后出现,可见一侧或双侧颞叶有向前扩散到颞叶的低密度区,早期无明显特异性改变,故 CT 对早期诊断意义不大。MRI 在疾病早期即可发现颞叶、额叶及边缘系统肿胀,呈长 T_1、长 T_1 信号,左右不对称;如颞叶有囊腔形成,在 T_1 加权呈低信号,外周水肿带呈高信号,在 T_2 加权图像囊腔比水肿信号低,但比正常脑组织信号高。

HSV 脑炎病程 $6～36$ 天,平均 3 周,预后与意识障碍程度和抽搐发作程度密切相关,无昏迷者 80％存活,而出现昏迷者存活率仅为 30％左右,存活者中约50％遗留癫痫、偏瘫、语言障碍、精神障碍、痴呆等后遗症。由 HSV-2 引起的脑膜炎型病程约 2 周,呈自限性,预后较好,但 15％～25％的患者可有复发。

(六)全身播散性感染

新生儿(尤其是早产儿)、免疫缺陷者(AIDS 患者、白血病患者、肿瘤患者、器官移植者、高龄患者)易发生播散性感染,表现为肺炎、食管炎、肝炎、结肠炎和播散性皮肤感染,持续性溃疡性 HSV 感染是 AIDS 患者最常见的表现之一。

五、诊断

(一)临床诊断

皮肤黏膜的疱疹一般可根据临床表现诊断,但生殖器疱疹仅凭临床表现仅能发现 20％左右,很多患者在性病门诊就诊时常规检查发现 HSV 感染。HSV 脑炎的诊断依据如下。

(1)表现为急性脑炎症状,但流行病学不支持乙脑或森林脑炎。

(2)脑脊液细胞数可稍增高,蛋白含量稍高,如为血性脑脊液或检出大量红细胞则高度提示本病可能。

(3)脑电图、MRI 提示病变以额叶和颞叶为主,呈弥漫性不对称损害。

(二)实验室诊断

疱疹基底部刮取物和活检组织标本镜检可见多核细胞及核内嗜酸性包涵

体,但不能与其他疱疹病毒科病毒感染鉴别。PCR 方法具有简捷、敏感、特异性高等特点,检测在 1 天内即可完成,用于早期快速诊断 HSV 脑炎,有学者认为其可靠性甚至优于脑组织活检技术。近期采用的 PCR 定量检测法除用于诊断外,尚可根据其含量的变化评价治疗效果,使诊断和治疗又上一个新台阶。IgM 抗体属早期反应抗体,在接触病毒后 3～5 天最先产生。在起病后15 天的 HSV 脑炎脑脊液中即可测出 HSV-IgM 抗体,至发病后 24 天仍能测到该抗体。但 IgM 抗体检测方法敏感性较低,其敏感性仅为 PCR 方法的 36%。且血清 HSV-IgM 阳性可能与其他急性病毒感染激活体内潜伏的 HSV 或触发 HSV 抗体反应有关。故血清 HSV-IgM 不能作为确诊 HSV 脑炎的依据。虽然如此,亦有脑脊液 HSV DNA 阴性而 IgM 抗体阳性者所以 PCR 与 IgM 抗体检查两者相结合可提高 HSV 脑炎的诊断准确率和阳性率。

实验室诊断 HSV 脑炎的标准有以下几方面。

(1)CSF 病毒特异性 IgM 阳性。

(2)CSF 病毒 DNA 阳性。

(3)病毒特异性 IgG 滴度:血清/CSF 比值≤20。

(4)恢复期 CSF 病毒特异性 IgG 滴度升高>4 倍。

满足 4 项中的任何 1 项即判定 HSV 脑炎。病毒分离特异性高,但敏感率低,阳性率仅 50%,而 CSF 分离阳性率仅有 4%,临床应用价值有限。

六、鉴别诊断

皮肤疱疹应注意与水痘-带状疱疹鉴别,HSV 口炎须与肠道病毒感染引起的疱疹性咽峡炎鉴别,根据流行病学和典型的皮疹表现不难区分。

HSV 脑炎与 EB 病毒、肠道病毒引起的脑炎及乙脑、森林脑炎等在临床表现上有时难以鉴别,确诊需依据实验室诊断。

七、治疗

(一)一般治疗

皮肤黏膜的疱疹应注意保持疱壁完整和局部干燥清洁,避免继发感染。皮肤可用 2%～3%过氧化氢溶液清洗或 1∶5 000 高锰酸钾浸泡。口腔病损可用多贝尔液漱口。脑炎患者应注意脱水降低颅内压、降温、控制抽搐等对症处理,尤其是脱水治疗,可用 20%甘露醇、呋塞米、高渗糖、人血清蛋白等交替使用。

(二)抗病毒治疗

HSV 感染大多预后良好,但 HSV 脑炎、播散性感染等病情重,预后差,及早抗病毒治疗对于降低病死率、缩短病程、减少后遗症发生有重要意义。

阿昔洛韦(acyclovir,ACV)是最常用的抗疱疹病毒药物,用于治疗 HSV 脑炎、全身播散性感染等重症患者时给予 10 mg/kg 静脉滴注,1/8 小时,疗程 8～10 天。一般的皮肤、黏膜疱疹给予200 mg,口服,5 次/天,疗程 5～7 天,对于复发频繁者(每年 6 次以上)需连续服用 3～6 个月,剂量减为 200 mg,3 次/天,50％以上患者能控制复发。皮损处、眼疱疹可外用阿昔洛韦滴眼液或软膏3～4 次/天。

其他常用的抗病毒药物有酞丁安(TDA)、更昔洛韦(GCV)、膦甲酸(PFA)、阿糖腺苷(Ara-A)、carhocyclic oxetanocin G(C.OXT-G)、泛昔洛韦(FCV)、喷昔洛韦(PCV)等。随着抗疱疹病毒药物的广泛使用,关于耐药株的报道也越来越多,这些耐药株主要从免疫功能减弱的患者分离到。大部分抗疱疹病毒药物的作用机制是基于其与病毒编码的 TK 和 DNA 聚合酶(DNA polymerase,DP)的相互作用。因此,HSV 的耐药多由于 TK 和 DNA 聚合酶的基因发生突变。HSV 对 ACV 产生耐药性的机制至少有以下 3 条:①病毒 TK 的活性减弱或丧失;②病毒TK 的底物特异性发生了改变;③病毒 DP 发生了基因突变。前两者称为 TK-株,后者称为 DP-株。临床分离所得及实验室诱导产生的耐 ACV 病毒株大部分为 TK-株。TK-的耐 ACV 病毒株对需在病毒诱导的 TK 作用下磷酸化后才能发挥抗病毒效应的药物均不敏感。GCV 需在病毒 TK 的帮助下单磷酸化,然后再进一步转变为有活性的二磷酸化物,掺入到病毒 DNA 链中,阻止病毒 DNA 的延长。临床上大部分耐药病毒为 TK-株,在治疗这类患者时不宜选择 GCV。C.OXT-G 是一种抗病毒新药,体内、外试验表明 C.OXT-G 抗 HSV 的效果与 ACV 相似,但水溶性比 ACV 好,可以配制成眼药水局部应用,对疱疹病毒性角膜炎有良好治疗效果。因为 C.OXT-G 抑制 HSV 的机制与 ACV 相同,故对耐 ACV 的病毒株也不敏感。PFA 的抗病毒机制为非竞争性抑制病毒特异性 DNA 聚合酶和转录酶,它不需要磷酸化成活性形式,而是直接作用于 DP 上的焦磷酸盐结合部位,抗病毒活性不受病毒 TK 的影响。可以用于治疗 ACV 耐药的患者,但随着用药时间的延长,60％左右的患者对 PFA 也会产生耐药性。Ara-A 是嘌呤类衍生物,不需要病毒 TK 磷酸化,因此对 TK-的耐药 HSV-1 有效。但 Ara-A 选择性差、细胞毒性大、水溶性差,影响了其临床应用。TDA 原是抗沙眼衣原体的药物,对耐 ACV 的 HSV-1 亦有效。尽管 TDA 的抗 HSV 效力远不如 ACV、GCV,但在病毒对上述药物产生耐药性时可以选择应用 TDA。FCV 口服吸收好,生物利用度高,治疗原发性生殖器疱疹,应在症状出现时立即开始服药。PCV 稳定性好，抗 HSV 活性高于 ACV 10 倍，在皮损部位外用，1 次/2 小时。

八、预防

避免与患者感染部位直接接触，尤其是免疫功能低下者、烫伤和湿疹患者。患有广泛皮肤、黏膜疱疹者应隔离。使用避孕套可以减少无症状排毒期患者的病毒传播，但一旦出现生殖器疱疹，即使使用避孕套也不能避免传播。对于患有生殖器疱疹的孕妇，建议行剖宫产，以避免在分娩时经过产道使新生儿感染。对于血清学阳性母亲的婴儿要密切监测以便及时发现 HSV 感染。

接种疫苗仍是预防病毒感染的理想方法。HSV 疫苗的研发方面已取得了较大成绩。疫苗的研发主要针对生殖器 HSV-2 感染，已有几种基于 HSV-2 包膜蛋白的亚单位疫苗进入了临床试验阶段。一种由 HSV-2 糖蛋白 D 和新型佐剂构成的疫苗在 HSV 血清阴性的妇女中取得了令人鼓舞的试验效果，还有其他几种很有希望的 HSV 疫苗形式，包括针对细胞免疫反应的亚单位疫苗、减毒活疫苗、复制受限活疫苗等，针对已经感染 HSV 者的免疫治疗性疫苗也处于探讨评价中。

第二节　手足口病

手足口病（hand，foot and mouth disease，HFMD）是由肠道病毒引起的急性传染病，主要通过消化道、呼吸道和密切接触等途径传播，人群普遍易感，多见于学龄前儿童，尤以 5 岁以下儿童发病率最高。能引起手足口病的肠道病毒有许多种，其中以肠道病毒 71 型（enterovirus 71，EV71）和柯萨奇病毒 A 组 16 型（coxsackievirus，CVA16）感染最为重要和常见，近年以 EV71 为主要流行的病毒，引起并发症较多。一年四季均可发病，以夏、秋季节最多。临床表现以手、足、口腔等部位的斑丘疹、疱疹为特征，多数症状轻，病程自限，1 周左右自愈；但部分 EV71 感染者可出现无菌性脑膜炎、神经性肺水肿、心肌炎、循环障碍等危重并发症，是死亡的主要原因。目前缺乏有效治疗药物，以对症治疗为主。本病传染性强，易引起暴发或流行，我国于 2008 年 5 月 2 天起，将之列为丙类传染病管理。

一、病原学

(一)EV71 和 AVA16 的结构和功能

肠道病毒属的多种病毒可引起手足口病,其中 EV71 和 CVA16 最重要和最常见,其他肠道病毒有柯萨奇病毒 A 组的 CVA2、CVA4、CVA5、CVA6、CVA10、CVA12,柯萨奇病毒B组的 CVB2～CVB5、CVB13 等以及埃可病毒(ECHO)某些血清型也可引起手足口病。

这些肠道病毒呈球形,二十面体立体颗粒,无包膜,直径 27～30nm,衣壳由 VP1、VP2、VP3 和 VP4 4 种蛋白组成。基因组为单股正链 RNA,长 7.4～7.5 kb,两端为保守的非编码区,中间为连续的开放读码区,编码一条多聚蛋白,被病毒蛋白酶(2A、3C)经过若干次水解成为 11 个功能蛋白。$5'$ 端与病毒蛋白 VPg 结合,参与病毒 RNA 的合成、蛋白翻译和装配;$3'$ 端带有 polyA 尾,与病毒的感染性有关。编码多聚蛋白的基因组结构顺序为:结构蛋白(由 *P4-P3-P2-P1* 基因编码)和非结构蛋白(由 *2A-2B-2C-3A-3B-3C* 基因编码)。P1～P4 构成核衣壳颗粒,其中 P1、P2 和 P3 蛋白位于衣壳颗粒的表面,而 P4 位于衣壳内面,这 4 种衣壳蛋白均含有抗原决定簇,可诱导机体产生中和抗体。P1 蛋白的抗原性可区分血清型,是病毒与受体结合的主要蛋白。但 EV71 易发生变异和重组,致世界各地流行的病毒株有型的差别,给疫苗研制带来挑战。

(二)EV71 的受体与病毒复制

肠道病毒侵入宿主细胞首先与特异性受体结合,在受体的参与下完成脱壳、内吞过程。目前研究已证实,EV71 的受体主要是清道夫受体 B 类成员 2(scavenger receptor class B member 2,SCARB2)和 P-选择素糖蛋白配体-1(P-selectin glycoprotein ligand-1,PSGL-1)。SCARB2 属 CD36 家族成员,在中枢神经系统的神经元细胞、心肌细胞、呼吸道上皮细胞、肠道黏膜细胞等多种细胞中表达,是溶酶体膜上最丰富的蛋白之一,参与膜转运和溶酶体的重组,在 EV71 的吸附、内吞和脱壳等感染和致病机制中起关键作用。此外,引起手足口病的其他肠道病毒如 CVA16、CVA14、CVA7 感染宿主也利用 SCARB2 受体感染宿主细胞。PSGL-1 即 CD166,主要在淋巴细胞上表达,介导 EV71 附着、进入及复制过程,特别是参与免疫细胞的早期炎性应答,与选择素的相互作用,在炎症反应中起关键作用。试验研究证明 EV71 的 P1 衣壳蛋白上的 145 位点是与 PSGL-1 结合的关键控制点。有的 EV71 病毒株并不利用 PSGL-1 作为受体,提示 EV71 感染免疫细胞有病毒株特异性。

EV71 在宿主细胞内复制须经历与受体结合、脱壳和内吞、转录和翻译、装配、释放等环节。P1 与宿主细胞 SCARB2 受体结合,借助网格蛋白依赖的内吞作用途径进入细胞溶酶体内。EV71 进入细胞后脱壳作用需要 SCARB2 和酸性环境,因而此受体是病毒结合、内吞和病毒脱壳等早期感染阶段中必不可少的介质。

EV71 感染诱导机体的免疫应答,其中细胞免疫应答是清除病毒的主要途径。EV71 侵入中枢神经系统,可能是透过血-脑屏障或经轴突转运,同时必须逃避宿主的免疫系统的监视和清除作用。研究表明,EV71 可抑制宿主的抗病毒 Ⅰ型干扰素的表达,尤其是病毒蛋白酶(C3)可降解干扰素调节因子 7(interferon regulatory factor 7,IRF7),从而抑制宿主细胞抗病毒 Ⅰ型干扰素应答,促进病毒在神经细胞中复制。

(三)抵抗力

手足口病病毒对外界环境的抵抗力较强,室温下可存活数天,污水和粪便中可存活数月。在 pH 3~9 的环境中稳定,不易被胃酸和胆汁灭活。对乙醚、脱氧胆酸盐、去污剂、弱酸等有抵抗力,能抵抗 70% 乙醇和 5% 甲酚皂溶液。对紫外线及干燥敏感,对各种氧化剂如高锰酸钾、过氧化氢溶液、漂白粉等也很敏感。病毒在 50 ℃可迅速灭活,在 4 ℃时可存活 1 年,−20 ℃可长期保存。

二、流行病学

(一)传染源

本病的传染源是患者和隐性感染者。患者为流行期间主要传染源,以发病后 1 周内传染性最强,其传染性可持续至症状和体征消失后数周。隐性感染者是散发期间主要传染源。

(二)传播途径

手足口病主要通过密切接触方式传播,病毒主要经口或呼吸道进入体内引起感染。急性期患者的口腔分泌物、皮肤疱疹液中亦含大量病毒,以及肠道均排出病毒,接触这些分泌物、排泄物或由其污染的手及生活用品而传播本病。托幼机构因密切接触可引起暴发流行,其中手被污染是最重要的传播媒介。目前尚未证明是否可经水和食品传播本病。

(三)易感人群

人群对引起手足口病的肠道病毒普遍易感,感染后可获得长期而牢固的特异性免疫。但肠道病毒种类和型别较多,病毒感染后诱导的特异性免疫缺乏交叉保护力,因此,机体可受到反复感染或多种肠道病毒混合感染。手足口病可发生于任何年龄组,但主要为 10 岁以下儿童,其中 3 岁以下儿童发病率最高。青少年和成人多为隐性感染,婴幼儿因缺少特异性免疫力而多为显性感染。EV71隐性感染与显性感染之比约 100:1。柯萨奇病毒感染普通型手足口病为多,而EV71 感染引起病情危重者多,易引起中枢神经系统并发症或神经性肺水肿。

(四)流行特征

手足口病在全球范围流行,热带地区全年发病,散发和暴发均无明显季节性;温带和亚热带地区四季均可发病,但有显著的夏秋季高峰。发病以儿童为多,托幼机构可出现聚集性暴发流行。

既往 CVA 是手足口病流行的主要病原体。自 1969 年美国加州首先发现并分离 EV71,1973 年证实 EV71 也是引起手足口病的病原体,此后,在世界各地出现 CVA16 和 EV71 共同或交替流行,并确认 EV71 是引起婴幼儿手足口病合并严重神经系统并发症的主要病原体。2000 年后,东南亚国家和地区手足口病流行的主要肠道病毒是 EV71,而且呈现每 2~3 年周期性流行的特点。我国自1981 年首次报道手足口病以来,在许多地区小范围流行,以 CVA16 为主要病原体。1996 年我国首次从手足口病患者体内分离出 EV71,曾引起局部地区流行。2008 年后 EV71 成为主要流行病毒株,并遍及全国所有省市自治区。我国疾病预防控制中心对全国手足口病疫情回顾性分析显示,从 2008 年 1 月至 2012 年12 月,我国报道手足口病疑似病例720 万,发病率为1.2/(千人·年),发生心脏或神经系统并发症有 82 486 例,其中 2 457 例死亡(病死率 3%),12~23 月龄儿童病死率最高。从手足口病患儿分离出 EV71、CVA16 及其他型肠道病毒,其中EV71 感染在轻型病例中占 45%,危重病例中占 80%,而在死亡病例中占 93%。每年 6 月是我国北方地区的发病高峰,而南方地区分别在 5 月和 10 月有两次发病高峰。发病人群以 5 岁以下儿童为主。EV71 感染、发病年龄小和居住在农村未能得到及时诊治是危重病例的危险因素。

三、发病机制与病理

(一)发病机制

病毒从咽部或肠道侵入,在局部黏膜或淋巴组织中繁殖并排出,此时可引起局部症状。继而病毒侵入局部淋巴结,并由此进入血液循环形成第一次病毒血症。此时,可出现轻度不适或无症状。病毒经血液循环侵入网状内皮组织、深层淋巴结、肝、脾、骨髓等处大量增殖并再次进入血液循环,引起第二次病毒血症。病毒随血流进入全身各靶器官进一步增殖引起组织器官病变。在皮肤黏膜增殖引起疱疹或溃疡,在中枢神经系统引起无菌性脑膜炎,在心脏引起心肌炎等。

EV71具有高度的嗜神经性,侵入中枢神经系统后常导致大脑、中脑、小脑及脑干损伤,引起无菌性脑膜炎、脑脊髓膜炎、急性弛缓性软瘫(acute flaccid paralysis,AFP)及感染后神经系统综合征。其中脑干脑炎引起的临床症状较重,以肌阵挛、共济失调、眼球震颤、动眼神经麻痹和延髓性麻痹,伴有或无影像学改变为特征。根据病程进展可分为3个阶段:无并发症期、自主神经系统紊乱期和肺水肿期。自主神经紊乱以冷汗、皮肤发花、心悸、呼吸急促、高血压为特征。肺水肿期以呼吸窘迫伴心动过速、呼吸急促、水泡音、泡沫样痰,胸部影像显示双侧肺部渗出无心脏扩大等表现为特征。研究证实,EV71感染导致的自主神经紊乱和肺水肿主要是脑干的血管舒缩功能及呼吸中枢受损所致,而肺组织中无EV71感染的证据。中枢神经系统感染引起交感神经亢进,大量儿茶酚胺释放和自主神经功能障碍。肺水肿是由脑干损伤或由细胞因子释放致全身炎症反应综合征而引起肺部血管通透性增强所致。研究显示前炎性因子(IL-6、TNF-α、IL-β)与肺水肿有关,血浆 IL-10、IL-13、和 IFN-γ 水平明显升高。PSGL-1 即 CD162,是 EV71 的受体,在淋巴细胞表达。EV71 与淋巴细胞的 PSGL-1 受体结合可激活多个炎性因子或免疫应答信号途径,诱导树突细胞、淋巴细胞等释放炎性因子及神经毒性介质的表达,促进 EV71 复制,导致神经细胞损伤。EV71 亦可诱导受染神经细胞凋亡,而病毒蛋白 C3 蛋白酶可水解宿主蛋白,损伤宿主 mRNA,参与神经细胞凋亡机制。

(二)病理

手、足部皮肤斑丘疹和口腔疱疹或溃疡为手足口病的特征性病变。口腔病变始为 2~8 mm 的红色斑丘疹,进展为短暂的疱疹,继而形成带有红色晕轮的黄灰色溃疡,最后溃疡愈合。皮肤斑丘疹以 2~3 mm 的红色斑疹或丘疹为特征,中心有一个灰色小疱。皮疹呈椭圆形,与皮纹纵轴相平行,皮疹消失前结硬皮,不留瘢痕。组织病理学显示皮肤棘细胞间及细胞内水肿,细胞肿胀,体积增大,胞质苍白呈气球样变,逐渐发展至细胞膜破碎,形成网状变性即表皮内水疱,逐渐发展形成表皮下水疱,内有中性粒细胞和嗜酸性粒细胞。水疱周围上皮有细胞间和细胞内水肿,水疱下真皮有多种白细胞的混合型浸润。电镜下可见上皮细胞内有嗜酸性包涵体。

脑膜脑炎、心肌炎和肺水肿是手足口病的严重并发症。少数危重患者有脑组织水肿或脑疝形成。组织学以中枢神经系统炎症为主,其中以脑干脑炎及脊髓灰质炎症最明显,神经元变性、坏死或消失,中性粒细胞浸润,脑及脊髓内小血管内皮细胞变性、坏死、血栓形成,血管周围可见单核淋巴细胞呈套袖样浸润。脑膜脑炎表现为淋巴细胞性软脑膜炎,脑灰质和白质血管周围淋巴细胞和浆细胞浸润、局灶性出血和局灶性神经细胞坏死及胶质反应性增生。心脏受累表现为心肌肥大,局灶性心肌细胞坏死,偶见间质淋巴细胞和浆细胞浸润,无病毒包涵体。肺部受累表现为多灶性出血性水肿和局部透明膜形成,可见肺细胞脱落和增生及片状肺不张,一般无明显炎性细胞浸润及弥漫性肺泡损伤,无病毒包涵体。

四、临床表现

手足口病潜伏期多为 2～10 天,平均 3～5 天。

(一)轻症病例

急性起病,以手、足和臀部皮肤出现疱疹和口腔散在溃疡为特征。多有咽部或口痛,影响进食,婴儿可表现拒食。口腔黏膜出现散在粟粒样疱疹,或灰黄色溃疡,周围有炎性红晕。多见于舌面、硬腭、颊黏膜或口唇。手、足、臀部皮疹为斑丘疹或疱疹,无疼痛感或瘙痒感。斑丘疹多在 5 天左右由红变暗,逐渐消退;疱疹呈圆形凸起,大小不等,内有浑浊液体,5～10 天内结成硬皮逐渐消失,不留瘢痕。部分仅表现为皮疹或疱疹性咽峡炎,病程自限,多在 1 周内痊愈,预后良好。

(二)重症病例

起病后病情进展迅速,在发病 1～5 天左右出现脑膜炎、脑炎、脑脊髓炎、神经性肺水肿、循环障碍等,病情危重,病死率高,存活病例可留有后遗症。

1.神经系统表现

出现在皮疹后 2～4 天,表现为精神差、嗜睡、易惊、头痛、呕吐、谵妄,甚至昏迷;或出现肢体抖动,肌阵挛、眼球震颤、共济失调、眼球运动障碍等脑干脑炎表现。肢体无力或急性弛缓性麻痹、惊厥,可有脑膜刺激征,腱反射减弱或消失,病理征阳性。有颅内压增高或脑疝则表现为剧烈头痛、脉搏缓慢、血压升高、前囟隆起、呼吸节律不规则或停止、球结膜水肿、瞳孔大小不等、对光反应迟钝或消失。

2.呼吸系统表现

呼吸浅促或节律改变、呼吸困难,口唇发绀,咳嗽,咳白色、粉红色或血性泡沫样痰,肺部可闻及湿啰音或痰鸣音。

3.循环系统表现

面色苍白、皮肤花纹、四肢发凉,指(趾)发绀,出冷汗,毛细血管再充盈时间延长。心率增快或减慢,脉搏浅快或减弱甚至消失,血压升高或下降。

五、实验室及辅助检查

(一)血常规

轻症病例一般无明显改变,或白细胞计数正常或轻度升高。病情危重者白细胞计数明显升高($>15\times10^9$/L)或显著降低($<2\times10^9$/L),恢复期逐渐下降至正常。

(二)血生化检查

部分病例可有轻度丙氨酸氨基转移酶(ALT)、天门冬氨酸氨基转移酶(AST)、肌酸激酶同工酶(CK-MB)升高,升高程度与疾病严重程度成正比,与预后密切相关。病情危重者可有肌钙蛋白(cTnI)、血糖升高。C反应蛋白(CRP)一般不升高。乳酸水平升高。并发多脏器功能损害者可出现血氨、血肌酐、尿素氮等升高。

(三)血气分析

出现肺水肿时,动脉血氧分压降低、血氧饱和度下降,二氧化碳分压升高,酸中毒。

(四)脑脊液检查

中枢神经系统受累时,脑脊液外观清亮,压力增高,白细胞计数增多,多以单核细胞为主,蛋白正常或轻度增多,糖和氯化物正常。

(五)病原学检查

1.病毒分离培养

用组织培养方法分离肠道病毒是目前病原学诊断的金标准,取咽拭子、气道分泌物、疱疹液、脑脊液、粪便等标本行病毒分离培养,其中以粪便标本阳性率最高,但需要细胞培养设备和技术。EV71感染细胞谱广,非洲绿猴肾细胞(vero细胞)、人结肠癌细胞(caco-2)、人肺腺癌细胞(A594)、人横纹肌瘤细胞、Hela细胞、人神经母细胞瘤细胞等细胞系均可用于培养分离并鉴定其细胞毒性。

2.分子诊断技术

用PCR技术检测肠道病毒特异性核酸序列并可鉴定其基因型或亚型,是目前常用的诊断方法之一。用 RT-PCR 技术检测肠道病毒 $VP1$ 基因序列,可以定性或定量鉴定肠道病毒种类、血清型或亚型,亦可利用多重 PCR 技术在一次反应体系中同时检测多种肠道病毒。PCR 技术具有快速、灵敏、特异性好的优点。

(六)血清学检查

1.中和抗体检测

用型特异性方法检测血清、脑脊液中肠道病毒的中和抗体是最常用的方法,可鉴定是何种病毒血清型,尤其是急性期和恢复期血清,间隔约 2 周,CoxA16、EV71 等肠道病毒中和抗体有 4 倍以上的升高,具有诊断意义。此方法也可用于流行病学调查。

2.酶联免疫吸附试验(ELISA)

用 ELISA 检测血清中肠道病毒的 IgM,在感染 1 周后即可检出,持续数周,具有早期诊断的意义。

(七)影像学检查

在疾病早期 X 线检查通常无异常,在中晚期出现双肺大片浸润影及胸腔积液,进一步发展为双侧对称性非心源性肺水肿。并发神经源性肺水肿时 CT 表现为弥漫而无规律的斑片状、团絮状或片状密度增高影。发生中枢神经系统症状时磁共振成像(MRI)可有异常改变,以脑干、脊髓灰质损害为主。

(八)其他检查

脑电图可表现为弥漫性慢波,少数可出现棘(尖)慢波。心电图,无特异性改变。少数病例可见窦性心动过速或过缓,QT 间期延长,ST-T 改变。

六、并发症及后遗症

最常见的并发症是脱水,吞咽疼痛致摄水困难是主要原因。少见而严重的并发症包括中枢神经系统、心脏和肺脏病变,主要见于 EV71 型感染。脑脊髓膜炎轻微且多数能够自愈,脑脊髓炎比较严重且可造成后遗症。急性弛缓性软瘫发生率为 2%～10%,治疗后多可逆转,严重者治愈后留有肢体无力。病毒性心包炎和/或心肌炎常见,大多数预后良好,重型心肌炎可导致死亡。重型肺炎和肺水肿可导致呼吸衰竭而死亡。中国台湾地区对有中枢神经系统并发症和心肺衰竭救治存活者的随访显示,75%的患者在 3 年后仍发育迟缓,肢体无力和萎缩等后遗症发生率较高。

七、诊断与鉴别诊断

(一)诊断

根据幼儿手、足、臀部皮疹及口腔疱疹或溃疡等临床表现应考虑本病,病原学检查发现 EV71、CVA16 及其他柯萨奇病毒或埃可病毒可确诊,流行病学资料有助于诊断和鉴别。

1.临床诊断病例

(1)在流行季节发病,常见于学龄前儿童,婴幼儿多见。

(2)手、足、臀部和口腔典型皮疹,伴有或无发热。皮疹不典型时临床诊断困难,需结合病原学或血清学检查作出判断。

2.确诊病例

临床诊断病例具有下列之一者即可确诊:①肠道病毒(EV71、CVA16 等)特异性核酸检测阳性;②分离出肠道病毒并鉴定为 EV71、CVA16 或其他肠道病毒;③急性期与恢复期血清肠道病毒特异性中和抗体滴度 4 倍以上升高。

3.临床分类

根据临床表现可分为以下几种。

(1)普通病例:手、足、口、臀部皮疹,伴或无发热。

(2)重症病例:①重型可出现神经系统受累表现,如精神差、嗜睡、易惊、谵妄;头痛、呕吐;肌阵挛、眼球震颤、共济失调、眼球运动障碍;无力或急性弛缓性麻痹;惊厥,脑膜刺激征,腱反射减弱或消失。②危重型为出现下列情况之一者,频繁抽搐、昏迷、脑疝;呼吸困难、发绀、咳血性泡沫痰、肺部啰音等;休克等循环功能不全表现。

(二)鉴别诊断

1.其他儿童发疹性疾病

手足口病普通病例需要与丘疹性荨麻疹、水痘、不典型麻疹、幼儿急疹、带状疱疹及风疹等鉴别。可根据流行病学特点、皮疹形态、部位、出疹时间、有无淋巴结肿大及伴随症状等进行鉴别,以皮疹形态及部位最为重要。最终依据病原学和血清学检测进行鉴别。

2.其他病毒所致脑炎或脑膜炎

由其他病毒引起的脑炎或脑膜炎,如 HSV、CMV、EBV 及呼吸道病毒等需要鉴别,临床表现与手足口病合并中枢神经系统损害的重症病例表现相似,对皮疹不典型者,应根据流行病学史尽快留取标本进行肠道病毒,尤其是 EV71 的病毒学检查,结合病原学或血清学检查作出诊断。

3.脊髓灰质炎

重症手足口病合并急性弛缓性瘫痪时需与脊髓灰质炎鉴别。后者主要表现为双峰热,病程第 2 周退热前或退热过程中出现弛缓性瘫痪,病情多在热退后到达顶点,无皮疹。

4.肺炎

重症手足口病可发生神经源性肺水肿,应与肺炎鉴别。肺炎主要表现为发热、咳嗽、呼吸急促等呼吸道症状,一般无皮疹,无粉红色或血性泡沫痰;胸部 X 线片加重或减轻均呈逐渐演变,可见肺实变病灶、肺不张及胸腔积液等。

5.暴发性心肌炎

以循环障碍为主要表现的手足口病重症病例需与暴发性心肌炎鉴别。暴发性心肌炎无皮疹,有严重心律失常、心源性休克、阿-斯综合征发作表现。心肌酶谱多有明显升高,胸部 X 线片或心脏彩超示心脏扩大,心功能异常恢复较慢。最终须依据病原学和血清学检测进行鉴别。

八、预后

手足口病普通型病程自限,预后良好。合并有中枢神经系统和/或心肺衰竭并发症的重型和危重型患儿预后较差。柯萨奇病毒感染引起的手足口病多为普通型,EV71 感染引起的手足口病重型和危重型病例发生率较高。危重型脑炎、心肺功能衰竭、肺出血是主要死亡原因。

九、治疗

目前尚无特效药物治疗方法,以对症、支持治疗为主。按丙类传染病要求进行报告。

(一)普通病例

1.隔离消毒

注意隔离 2 周,避免交叉感染。轻症患儿可居家隔离,直至症状消退和皮疹结痂。症状较重或有重症倾向者应住院治疗。患儿玩具、餐具及用过的物品和排泄物应彻底消毒。

2.对症治疗

适当休息,清淡饮食,做好口腔和皮肤护理。有发热、消化道或呼吸道症状时采用中西医结合治疗。

(二)重症病例

1.神经系统受累治疗

(1)降低控制颅内压增高:限制入量,积极给予甘露醇降颅压治疗,每次0.5~1.0 g/kg,每4~8小时一次,20~30分钟快速静脉注射,根据病情调整给药间隔时间及剂量。必要时加用呋塞米。

(2)酌情应用糖皮质激素治疗:甲泼尼龙1~2 mg/(kg·d);氢化可的松3~5 mg/(kg·d);地塞米松0.2~0.5 mg/(kg·d),病情稳定后,尽早减量或停用。个别病例进展快、病情凶险可考虑加大剂量,如在2~3天内给予甲泼尼龙10~20 mg/(kg·d)(单次最大剂量不超过1g)或地塞米松0.5~1.0 mg/(kg·d)。

(3)酌情应用静脉注射免疫球蛋白总量2 g/kg,分2~5天给予。

(4)其他对症治疗:降温、镇静、止惊。

(5)严密观察病情变化,密切监护。

2.呼吸、循环衰竭治疗

(1)保持呼吸道通畅,吸氧。

(2)确保两条静脉通道通畅,监测呼吸、心率、血压和血氧饱和度。

(3)呼吸功能障碍时,及时行气管插管,使用正压机械通气。

(4)在维持血压稳定的情况下,限制液体入量(可根据中心静脉压、心功能、有创动脉压监测调整液量)。

(5)头肩抬高15°~30°,保持中立位;留置胃管、导尿管。

(6)药物应用:根据血压、循环的变化酌情用血管活性药物和利尿剂。

(7)保护重要脏器功能,维持内环境的稳定。

(8)监测血糖变化,严重高血糖时可应用胰岛素。

(9)抑制胃酸分泌:可应用胃黏膜保护剂及抑酸剂等。

(10)继发感染时给予抗生素治疗。

3.恢复期治疗

(1)促进各脏器功能恢复。

(2)功能康复治疗。

(3)中西医结合治疗。

十、预防

(一)控制传染源

加强监测,做好疫情报告。及时发现患者,并积极采取隔离预防措施,防止疾病蔓延扩散。流行期间托幼机构和学校做好晨间体检,发现疑似患者,及时隔离治疗。医院加强预诊,设立专门诊室,严防交叉感染。

(二)切断传播途径

做好环境卫生、食品卫生和个人卫生。强调饭前便后洗手,预防病从口入。流行期间不去拥挤公共场所,减少被感染机会。被污染的日用品及食具等应消毒,粪便及分泌物用3%含氯石灰(漂白粉)液浸泡,衣物置阳光下暴晒,室内保持通风换气。

(三)提高免疫力

注意婴幼儿的营养、休息,防止过度疲劳降低机体抵抗力。目前尚无可用的疫苗,但近期我国3个科研机构已研制出 EV71 基因 C4 型灭活病毒疫苗,Ⅲ期临床试验显示其保护性高达 90% 以上。

第三节　麻　　疹

麻疹是一种急性呼吸道传染病,在我国属于乙类传染病。其主要的临床表现有发热、咳嗽、流涕等卡他症状及眼结合膜炎,特征性表现为口腔麻疹黏膜斑及皮肤斑丘疹。对麻疹病毒尚无特效抗病毒药物,主要为对症治疗,加强护理,预防和治疗并发症。预防麻疹的关键措施是接种麻疹疫苗。

一、病因要点

病原体是麻疹病毒,麻疹患者是唯一的传染源。经呼吸道飞沫传播是主要的传染途径,人群普遍易感,流行季节多为冬春季。

二、诊断要点

(一)流行病学史

(1)当地有麻疹流行,没有接种过麻疹疫苗且有麻疹患者的接触史。

(2)急性期的患者是最重要的传染源,发病前2天至出疹后5天内均具有传染性。

(二)临床特点

潜伏期 6～21 天,平均为 10 天左右。接种过麻疹疫苗者可延长至 3～4 周。

典型麻疹临床过程可分为 3 期。

1.前驱期

从发热到出疹，一般持续 3～4 天。此期主要为上呼吸道及眼结合膜炎症所致的卡他症状，表现为急性起病，发热、咳嗽、流涕、流泪，眼结合膜充血、畏光，咽痛、全身乏力等。可有头痛，婴幼儿可出现胃肠道症状如呕吐、腹泻等。在病程 2～3 天，90％以上的患者口腔可出现麻疹黏膜斑，是麻疹前驱期的特征性体征，具有早期诊断价值。位于双侧第二磨牙对面的颊黏膜上，为直径 0.5～1 mm 针尖大小的小白点，周围有红晕，初起时仅数个，1～2 天内迅速增多融合，扩散至整个颊黏膜，形成表浅的糜烂，似鹅口疮，2～3 天后很快消失。一些患者可见颈、胸、腹部一过性风疹样皮疹，数小时即退去，称麻疹前驱疹。

2.出疹期

从病程的第 3～4 天开始，持续 1 周左右。患者体温持续升高，同时呼吸道等感染中毒症状明显加重。皮疹首先见于耳后、发际，渐及前额、面、颈部，自上而下至胸、腹、背及四肢，2～3 天遍及全身，最后达手掌与足底。皮疹初为淡红色斑丘疹，大小不等，直径 2～5 mm，压之褪色，疹间皮肤正常。出疹高峰时皮疹可融合，颜色转暗，部分病例可有出血性皮疹，压之不褪色。随出疹达高峰，全身毒血症状加重，体温可达 40 ℃，可有嗜睡或烦躁不安，甚至谵妄、抽搐。咳嗽加重，咽红、舌干，结膜红肿、畏光。表浅淋巴结及肝、脾大，肺部可闻及干、湿啰音，可出现心力衰竭。成人麻疹中毒症状常比小儿重，但并发症较少。

3.恢复期

皮疹达高峰后，持续 1～2 天后迅速好转，体温开始下降，全身症状明显减轻，皮疹随之按出疹顺序依次消退，可留有浅褐色色素沉着，1～2 周后消失，疹退时有糠麸样细小脱屑。

(三)辅助检查

1.血常规

白细胞总数减少，淋巴细胞比例相对增多。如果白细胞数增加，尤其是中性粒细胞比例增加，提示继发细菌感染；若淋巴细胞比例严重减少，常提示预后不好。

2.血清学检查

ELISA 测定血清特异性 IgM 和 IgG 抗体，敏感性和特异性好。IgM 抗体发病后 5～20 天最高，阳性可诊断麻疹。IgG 抗体恢复期较早期增高 4 倍以上即为阳性，也可以诊断麻疹。抗体包括血凝抑制抗体、中和抗体或补体结合抗体。

3.病原学检查

(1)病毒分离:取早期患者眼、鼻咽分泌物或血、尿标本接种于原代人胚肾细胞,分离麻疹病毒,但不作为常规检查。

(2)病毒抗原检测:取早期患者鼻咽分泌物、血细胞及尿沉渣细胞,用免疫荧光或免疫酶法查麻疹病毒抗原,如阳性,可早期诊断。上述标本涂片后还可见多核巨细胞。

(3)核酸检测:采用反转录-聚合酶链反应(RT-PCR)从临床标本中扩增麻疹病毒 RNA,是一种非常敏感和特异的诊断方法,对免疫力低下而不能产生特异抗体的麻疹患者,尤为有价值。

三、临床分型

(一)轻型麻疹

多见于对麻疹具有部分免疫力者,如 6 个月以内婴儿、近期接受过被动免疫或曾接种过麻疹疫苗。表现为低热且持续时间短、皮疹稀疏色淡、无麻疹黏膜斑或不典型、呼吸道症状轻等。一般无并发症,病程在 1 周左右。病后所获免疫力与典型麻疹患者相同。

(二)典型麻疹

急起发热,上呼吸道卡他症状,结膜充血、畏光,口腔麻疹黏膜斑及典型的皮疹。

(三)重型麻疹

多见于全身情况差、免疫力低下,或继发严重感染者,病死率高。

1.中毒性麻疹

表现为全身感染中毒症状重,起病即高热,达 40 ℃以上,伴有气促、发绀、心率快,甚至谵妄、抽搐、昏迷,同时皮疹也较严重。

2.休克性麻疹

除具有中毒症状外,出现循环衰竭或心力衰竭,表现为面色苍白、发绀、四肢厥冷、心音弱、心率快、血压下降等。皮疹暗淡稀少或皮疹出现后又突然隐退。

3.出血性麻疹

皮疹为出血性,形成紫斑,压之不褪色,同时可有内脏出血。

4.疱疹性麻疹

皮疹呈疱疹样,融合成大疱。高热、中毒症状重。

(四)异型麻疹

主要发生在接种麻疹灭活疫苗后4～6年,再接触麻疹患者时出现。表现为突起高热,头痛、肌痛、腹痛,无麻疹黏膜斑,病后2～3天出现皮疹,从四肢远端开始,逐渐扩散到躯干。皮疹为多形性,常伴四肢水肿,上呼吸道卡他症状不明显,但肺部可闻啰音。肝脾均可增大。异型麻疹病情较重,但多为自限性。其最重要的诊断依据是恢复期检测麻疹血凝抑制抗体高滴度,但病毒分离阴性。一般认为异型麻疹无传染性。

四、诊断标准

(1)如当地有麻疹流行,没有接种过麻疹疫苗且有麻疹患者的接触史。

(2)典型麻疹的临床表现,如急起发热、上呼吸道卡他症状、结膜充血、畏光、口腔麻疹黏膜斑及典型的皮疹等即可做出临床诊断。

(3)麻疹特异性 IgM 抗体阳性或 IgG 抗体滴度恢复期较早期增高 4 倍以上即可确诊。

五、鉴别要点

(一)风疹

前驱期短,全身症状和呼吸道症状轻,无麻疹黏膜斑,发热1～2天出疹,皮疹分布以面、颈、躯干为主。1～2天皮疹消退,无色素沉着和脱屑,常伴耳后、颈部淋巴结肿大。

(二)幼儿急疹

突起高热,持续3～5天,上呼吸道症状轻,热骤降后而出现皮疹,皮疹散在呈玫瑰色,多位于躯干,1～3天皮疹退,热退后出疹为其特点。

(三)药物疹

近期服药史,皮疹多有瘙痒,低热或无热,无黏膜斑及卡他症状,停药后皮疹渐消退,血嗜酸性粒细胞比例可增多。

六、治疗要点

对麻疹病毒尚无特效抗病毒药物,主要为对症治疗,加强护理,预防和治疗并发症。

(一)一般治疗

单病室呼吸道隔离至体温正常或至少出疹后5天;卧床休息,保持室内空气新鲜,温度适宜,眼、鼻、口腔保持清洁,多饮水。

(二)对症治疗

高热者可酌情应用小剂量解热药物或物理降温;咳嗽者可用祛痰镇咳药;剧咳和烦躁不安者可用少量镇静药;体弱病重患儿可早期注射丙种球蛋白;必要时给氧,保证水、电解质及酸碱平衡等。

七、注意要点

(一)警惕肺炎

肺炎为麻疹最常见的并发症,多见于5岁以下患儿,占麻疹患儿死亡的90%以上。表现为病情突然加重,咳嗽、咳脓痰,患儿可出现鼻翼翕动、口唇发绀,肺部有明显啰音。肺炎可为麻疹病毒所致,也可合并细菌感染导致。治疗同一般肺炎,合并细菌感染较为常见,主要为抗菌治疗。

(二)警惕心肌炎

2岁以下婴幼儿易致心肌病变,表现为气促、烦躁、面色苍白、发绀,听诊心音低钝、心率快。皮疹不能出全或突然隐退。心电图示T波和ST段改变。出现心力衰竭者应及早静脉注射强心药物,如毛花苷C或毒毛花苷K,同时应用利尿剂,重症者可用肾上腺皮质激素保护心肌。

八、防控要点

(1)对麻疹患者应做到早诊断、早报告、早隔离、早治疗。患者隔离至出疹后5天,伴呼吸道并发症者应延长到出疹后10天。易感的接触者检疫期为3周,并使用被动免疫制剂。

(2)流行期间,儿童机构应加强检查,及时发现患者。避免去公共场所或人多拥挤处,出入应戴口罩;无并发症的患儿在家中隔离,以减少传播。

(3)保护易感人群。①主动免疫:接种麻疹减毒活疫苗,主要对象为婴幼儿、未患过麻疹的儿童和成人。易感者在接触患者2天内若接种疫苗,仍可能预防发病或减轻病情。②被动免疫:体弱、妊娠妇女及年幼的易感者,在接触患者5天内注射人血丙种球蛋白3 mL可预防发病。若5天后注射,则只能减轻症状,免疫有效期3~8周。

第四节 疣

一、寻常疣

寻常疣是一种临床上以手指、手背、足、甲缘发生针头至豌豆大粗糙坚硬的灰褐色或皮色角质增生性丘疹为特征的疾病。

(一)病原学

由 HPV-1、2、4、7 型引起。

(二)发病机制

通过直接或间接接触传染;通过损伤的皮肤感染表皮基底层。本病的发生与机体免疫状态有关,免疫缺陷或低下者的发病率增高。

(三)临床表现

1.常见类型

初起为单个针尖大小的丘疹,渐扩大至豌豆大或更大。呈圆形或多角形,表面粗糙,角化明显,触之质硬,灰黄、污黄或污褐色,继续发育呈乳头样增殖,遇有摩擦或撞击易出血。偶可引起细菌感染。数目不等,可逐渐增多至数个甚至数十个。有时数个损害融合成片。多发生于青少年,一般无自觉症状。好发于手背、手指、足、甲缘等处。约65%的寻常疣可在两年内自行消退。

2.特殊类型

(1)甲周疣:皮损发生于指(趾)甲周围。

(2)甲下疣:发生于甲床,向甲下蔓延使甲掀起,影响甲的生长,易使甲裂开疼痛。

(3)丝状疣:柔软,呈丝状突起,正常皮色或棕灰色,顶端角化。无自觉症状,多见于颈、眼睑、颏部等处。

(4)指状疣:在同一个柔软的基底上发生一簇集的参差不齐的多个指状突起,其尖端为角质样物质。好发于头皮、面部及趾间,数目不等,无自觉症状。

(四)病理变化

表皮棘层肥厚,乳头瘤样增生和角化过度。表皮嵴延长,在疣周围向内弯曲,呈放射状向中心延伸,在棘层上部和颗粒层内有大的空泡化细胞,核深染呈碱性,核周围有一透明带围绕,称凹空细胞。这些细胞可仅含少量透明角质颗粒,相反在凹空细胞之间的非空泡化颗粒细胞内常含大量簇集的透明角质颗粒。增厚的角质层内间有角化不全,常位于乳头体的正上方,排列成叠瓦状。此种角化不全细胞的细胞核大,深嗜碱性,呈圆形而不是长条形。电镜证实在凹空细胞和角质层的角化不全细胞的深嗜碱性的圆形核中含大量病毒颗粒。真皮乳头层内可有炎细胞浸润。

(五)诊断与鉴别诊断

根据手背、手指、足、甲缘针头至豌豆大小圆形或多角形灰黄色丘疹,表面粗糙,角化明显,触之坚硬,诊断不难。需与疣状皮肤结核鉴别,后者为不规则的疣状斑块,四周有红晕。

(六)治疗

数目少时,首选局部治疗;数目较多时,局部治疗联合系统治疗。

1.局部治疗

多数疣可在 2 年内自行消退,故在应用局部治疗时,应尽可能避免使用造成瘢痕的疗法。

(1)物理疗法:①液氮冷冻适用于皮损小,数目少时。因液氮冷冻有疼痛感,<12 岁的儿童一般不采用。冷冻时应注意深度,若冷冻不彻底可造成疣的复发并增多。冷冻后应防止继发感染,以免形成瘢痕。②CO_2 激光于局麻后行激光烧灼。注意治疗深度,是否彻底清除病变,可能留瘢痕或影响局部功能,指甲生长等。

(2)维 A 酸类药:0.1%维 A 酸软膏每晚外用。

(3)腐蚀性药物:5%氟尿嘧啶软膏、0.5%鬼臼毒素酊、10%水杨酸、3%～6%甲醛溶液涂抹皮损。应注意疼痛、刺激、红斑糜烂、色素沉着等不良反应。

(4)抗肿瘤药:硫酸博来霉素或平阳霉素或氟尿嘧啶疣内注射,直径<5 mm 者用0.1 mL,>5 mm 者用 0.2 mL,每次注射总量不超过 1 mL,1 周后结痂,2～3 周后脱痂。用于顽固性疣的治疗,尤其适用于甲周疣。

(5)抗病毒类药物:①酞丁胺二甲基亚砜溶液外涂,每天 3～4 次,或酞丁胺软膏外用,应先用手术刀片削去增厚的角质层后,再厚涂软膏,胶布固定,2 天换1 次药。②局部注射人白细胞 α-干扰素($2×10^6$ U/mL)注射液或聚肌胞 0.2～0.4 mL(根据疣大小决定量)注射在疣的基底部,2～3 天注射 1 次,6～8 针为1 个疗程。左旋咪唑 50 mg 口服 3 次/天,服 3 天,停 11 天,连用 3 个月。

2.全身治疗

(1)免疫增强药:β-干扰素(6～9)×10⁶ U皮下注射,隔天1次。

(2)维A酸类药:维胺脂及异维A酸可用于治疗泛发性及顽固性寻常疣。

(3)中药或以清热解毒为主,或以理气活血、软坚散结为主,多能奏效。常用的中药如清热解毒的板蓝根、马齿苋、败酱草,理气活血的川芎、赤芍、桃仁、红花、当归、牛膝,软坚散结的龙骨、牡蛎等。内服同时还可配合外洗,效果更佳。板蓝根注射液2 mL肌内注射,1次/天,10～20次为1个疗程。

二、扁平疣

扁平疣主要侵犯青少年,临床上以米粒至黄豆大光滑质坚皮色或淡褐色扁平丘疹为特征。

(一)病原学

由HPV-3、5、8、11型引起。

(二)发病机制

主要是通过直接接触传染,也可经由自身接种而形成。扁平疣的发病与细胞免疫功能失调有关。也有人认为,顽固性的扁平疣患者外周血T细胞亚群异常,免疫监视作用尤其是自然杀伤细胞活性降低。

(三)临床表现

本病好发于颜面、颈部、前臂及手背等处。大多骤然出现,为米粒至绿豆大扁平隆起的丘疹,表面光滑,质硬,浅褐或正常皮色,圆形、椭圆形或多角形,数目较多,多数密集,偶可沿抓痕排列成串珠状或条状,即Koebner现象。一般无自觉症状,偶有微痒。有时伴发寻常疣。面部扁平疣偶可伴发喉部乳头瘤。本病可数周或数月后突然消失,但亦可持续多年不愈,愈后不留瘢痕。

(四)病理变化

表皮角化过度和棘层肥厚,表皮上部广泛凹空细胞形成,核固缩,有些核呈深嗜碱性。角质层细胞呈明显网篮状。颗粒层均匀增厚。有时基底层内含大量的黑素。

(五)诊断与鉴别诊断

根据好发部位及皮损特点易于诊断。有时需与汗管瘤及毛发上皮瘤相鉴别。后两者皆好发于眼睑附近,组织学完全不同。

(六)治疗

1.全身治疗

目前采用的治疗方法很多,简要介绍如下。

(1)中医中药方剂:实践证明,利用祛疣方治疗扁平疣取得满意的疗效。祛疣方组成如下:紫草30 g,板蓝根30 g,生地黄12 g,红花9 g,当归12 g,甘草6 g,丹参15 g,虎杖12 g,每天1剂,水煎服,剩下的药渣外敷,1个月为1个疗程。

(2)左旋咪唑片50 mg口服,3次/天,服3天停1天,6周为1个疗程。

(3)对多发性且顽固难治的扁平疣,可全身或病损局部注射干扰素。

(4)聚肌胞2 mg肌内注射,2次/周,4周为1个疗程。

(5)转移因子2 mg皮下注射,1次/2天,3周为1个疗程。

(6)西咪替丁400 mg口服,3次/天,10天为1个疗程。

(7)卡介苗多糖核酸(斯奇康)2 mL肌内注射,1次/2天,1个月为1个疗程。

2.局部治疗

(1)5%氟尿嘧啶霜、3%酞丁胺霜等点涂疣面,次日再用1%金霉素软膏外涂,交替使用,可以祛疣。亦可用0.1%维A酸软膏外涂,或外搽50%间苯二酚溶液,2次/天,直到其消退。如使用上述药膏外涂后,局部皮肤有轻度发红或炎症,不需停药,因为轻度炎症可以促进扁平疣的消退。

(2)对于数量较少的损害,可选用液氮冷冻、电灼或激光治疗。

(3)咪喹莫特软膏:外用1次/2天,2~4周为1个疗程。

(4)外洗方:香附100 g,木贼50 g,莪术100 g,板蓝根60 g。

用法:上药加水2 000 mL,浸泡20分钟后煎沸5~10分钟,取汁待凉。以药液用力搽洗患处,再浸泡患处30分钟。1剂可用4天,重复使用,10天为1个疗程。用本方治疗54例扁平疣患者,治愈42例,有效7例,无效5例。

(5)中药验方:桃仁红花饮:板蓝根、牡蛎各31 g,紫草、郁金、桃仁、红花各9 g,薏苡仁、桑白皮各12 g。

用法:共煎4次,取汁混合约1 000 mL,每天服2次,每次300 mL;其余400 mL用作擦洗患处及湿敷,擦洗患处的次数不限,湿敷于睡前进行,取相当于病损大小的纱布4~6层浸透药汁敷2小时,每天用药1剂。

三、跖疣

跖疣是发生于足跖的寻常疣。临床上以足跖部乳头状角质增生,剥除角质可见疏松的角质软芯为特征。

（一）病原学

由 HPV-1、2、4 型引起。

（二）发病机制

疣的发生和消退与机体的免疫功能有关，特别是细胞免疫。跖疣严重程度与机体免疫功能有密切关系。外伤和摩擦可为其发病的诱因，足部多汗与跖疣的发生也有一定的关系。

（三）临床表现

初起为一细小发亮的丘疹，后逐渐增大，表面角化，粗糙不平，灰褐、灰黄或污灰色，呈圆形，境界清楚，周围绕以稍高增厚的角化环。若用小刀将表面角质削去，则见角化环与疣组织之间境界更为明显，继续修削，见有小的出血点，此乃是延伸的真皮乳头的血管破裂所致。若仅微量血液外渗凝固，则形成小黑点。好发于足跟、跖骨头或两者同时并存发或多发，有时在一较大的跖疣的四周，有散在性细小的针头大的卫星疣。有时数个疣聚集在一起或互相融合形成一角质片块，若将表面角质削去后，则见多个角质软芯，特称为镶嵌疣。自觉疼痛，但镶嵌疣可以不痛，病程慢性，可自然消退，一般认为儿童较成人易于消退。寻常疣发生于手掌部，称为掌疣，其临床表现于跖疣相似，尚有一种深部的掌跖疣，又称包涵疣或蚁丘疣，其特点为表面覆盖着一厚的胼胝，用刀将之削除后，则显露出疣所特有的白色或淡棕色的柔软颗粒，有一定的压痛，偶有红肿，可多发，除发生于掌跖外，尚可发生于指（跖）尖端及其侧缘。

（四）病理变化

与寻常疣基本相同，但整个损害陷入真皮，角质层更为增厚，并有广泛的角化不全。棘层上部细胞的空泡形成亦较明显，构成明显的网状。因常有继发感染，故真皮内有较多的炎性细胞浸润。深在掌跖疣的组织特征为表皮下部的细胞胞质内有很多透明角质颗粒，它与正常透明角质不同，为嗜酸性，在棘细胞层上部增大，互相融合形成形态不一，均质性、大的包涵体。此种包涵体围绕在空泡化核的四周或被核四周空泡化而把它与核隔开。

（五）诊断依据

根据足跖部圆形乳头状角质增生，周围绕以增厚的角质环，境界清楚，表面常有散在小黑点，削去表面角质层，可见疏松角质软芯，局部有明显触压痛诊断不难。

（六）鉴别诊断

有时需与鸡眼及胼胝相鉴别（表 2-1）。

表 2-1 跖疣与鸡眼及胼胝的鉴别

鉴别要点	跖疣	鸡眼	胼胝
病因	HPV 感染	挤压	压迫摩擦
好发部位	足跖	足跖、足缘、趾	足跖前部、足跟
损害	圆形、中央凹陷，表面粗糙无	圆锥形、角质栓外围透	蜡黄色角质斑，中央略增厚
数目	多发	单发或几个	1～2 片
疼痛	挤捏时疼痛	压痛明显	无或轻微

(七)治疗

1.局部治疗

治疗方法和寻常疣类似。减少对皮疹的挤压摩擦，保持鞋袜干燥，有助于皮疹的消退。

(1)皮疹数目少时采用冷冻、CO_2 激光疗法、手术挖除法。手术切除，术后易复发且易形成瘢痕。

(2)皮疹较多时，外用 5％氟尿嘧啶软膏、维 A 酸制剂或剥去角质后外擦 2％碘酒，但可致局部刺激，出现红肿、皲裂、疼痛、变态反应、色素沉着等不良反应。

(3)平阳霉素 10 mg 以利多卡因 5 mL 及生理盐水 15 mL 稀释备用。根据疣体大小每次在疣的基底注射 0.2～0.5 mL 每周 1 次，通常 2～3 次疣体即可脱落，此法不良反应少。

(4)10％甲醛溶液或 30％冰醋酸溶液外涂，每天 1～2 次。

(5)放射治疗(简称放疗)：采用接触治疗治疗单发灶。对于多发损害可选表层治疗。

(6)顽固病例可考虑微波治疗。

2.全身治疗

(1)口服异维 A 酸 10 mg，每天 1～2 次或维胺酯 25 mg，3 次/天。

(2)中医中药：中药水煎内服，或以清热解毒为主，或以理气活血、软坚散结为主，多能奏效。常用的中药如清热解毒的板蓝根、大青叶、马齿苋、败酱草，理气活血的川芎、赤芍、桃仁、红花、当归、牛膝，软坚散结的龙骨、牡蛎等。内服同时还可配合外洗，效果更佳。

第五节 传染性软疣

传染性软疣是由痘病毒中的传染性软疣病毒所致的表皮增生性传染性疾病,其特点为皮肤上发生单个或多个蜡样光泽的圆形丘疹,中心有脐窝,并含有乳酪样栓塞物。中医称为鼠乳、水瘊。

一、临床要点

(一)病因及诱因

引起本病的是痘病毒中的传染性软疣病毒,是人体最大的病原性病毒之一。本病毒有两个亚型,生殖器分离的病毒为Ⅱ型,身体其他部位分离的病毒是Ⅰ型。

本病是世界流行性疾病,在西方,本病发病率逐渐增加,并与生殖器疱疹、梅毒和淋病的发病率增加相平行。可接触传染、自体接种或通过性接触传染。有人认为异位体质者对此病毒比较敏感且易泛发,有报道在结节病、白血病、使用糖皮质激素及免疫抑制剂者,可发生广泛的皮损。

(二)潜伏期

多见于儿童及青年人,潜伏期1周～6个月。

(三)皮损特征

典型皮损表现为受感染局部表皮细胞增生形成的丘疹,米粒至豌豆大小、单发或多发,圆形或半球形,有蜡样光泽,中心微凹如脐窝,呈灰白色或珍珠色,顶端抓破后,可挤出白色乳酪样物质,称为软疣小体。皮疹散在或数个簇集,互不融合。皮损初期质地坚硬,成熟变软。临床可分两种类型。

1.儿童型

通过皮肤直接接触或经传染媒介受感染,软疣见于面部、躯干及四肢。

2.成人型

可为性传播,软疣多见于外生殖器、臀部、下腹部、耻骨部及大腿内侧区,肛交者发生于肛门。

(四)异型

少数损害异常巨大,称为巨型软疣,有的或角化而像小的皮角,称角化性软疣。

(五)好发部位

皮损可发生于除掌以外的任何部位,也可发生于唇、舌及颊黏膜、结膜等,结膜损害可伴有反应性结膜炎或角膜炎。

(六)自觉症状

一般无自觉症状。

(七)病程及转归

本病有自限性,一般持续数月至数年。

二、诊断及鉴别诊断

根据具蜡样光泽的圆形或半球形丘疹,中心脐窝状,可挤出干酪样物质诊断不难。本病皮损较大时应与基底细胞癌、角化棘皮瘤等鉴别。

三、药物治疗

主要是局部治疗,可用3%酞丁安霜外涂,也可用0.1%维A酸乙醇外涂。

四、其他治疗

(1)软疣刮除术:将损害中的软疣小体用消毒镊子夹住,并将之完全挤出或挑除,亦可用刮匙直接刮除,然后涂以2%碘酒、石炭酸或三氯醋酸,并压迫止血。

(2)液氮冷冻治疗。

(3)巨大疣可手术切除。

第三章　变态反应性皮肤病

第一节　荨　麻　疹

荨麻疹是由多种因素引起皮肤黏膜小血管扩张、通透性增高而出现的局限性水肿反应。其表现为风团、瘙痒。中医称"瘾疹"，俗称"风疹块"。

一、病因及发病机制

发病机制较为复杂，引起荨麻疹的原因甚多。急性荨麻疹多数可找到原因，慢性荨麻疹的原因很难确定，常见原因如下。

（一）药物

许多药物均可以引起荨麻疹，主要药物有青霉素、链霉素、血清制品、生物制品、呋喃唑酮、水杨酸类药物等。药物引起的荨麻疹大多属Ⅰ型变态反应，主要抗体为IgE。临床上多表现为急性荨麻疹，伴有发热等全身症状。

（二）感染

感染也是引起荨麻疹的常见原因，感染的种类包括细菌感染、真菌感染、病毒感染、寄生虫感染等。临床上易并发荨麻疹的感染性疾病有疖、脓疱疮、急性血吸虫病、急性钩虫感染等。一般急性荨麻疹常合并急性化脓性感染；慢性荨麻疹常伴有胆囊炎、鼻窦炎、病毒性肝炎等慢性或隐性感染病灶。近年研究表明，胃肠道幽门螺杆菌感染与慢性荨麻疹之间存在一定关系。

（三）食物

因食物过敏引起荨麻疹是临床常见的原因，所谓蛋白胨性荨麻疹，大多由食物,特别是动物性食品如鱼、虾、螃蟹、蚌类、肉类食品中所含的蛋白胨或其他蛋白质成分被吸收,而引起的变态反应。但部分敏感性体质的患者可能对多种食物过敏如桃子、芒果等。食品添加剂中的色素、香料及防腐剂也是常见的过敏物质。

(四)环境因素

许多物理性环境因素可引起本病或激发本病。如寒冷、冷风、冷水可引起寒冷性荨麻疹;过热后可以引起热荨麻疹;运动后诱发胆碱性荨麻疹,日光照射后可引起日光性荨麻疹;机械性刺激可引起皮肤划痕症、压力性荨麻疹、接触性荨麻疹等。

(五)作为系统性疾病的一种表现

某些系统性疾病尤其是自身免疫性疾病可以伴发荨麻疹。有人指出甲状腺自身免疫性疾病患者伴荨麻疹的机会较多,有人观察 140 例慢性荨麻疹患者,约 12％伴有甲状腺自身免疫疾病,其中 88％为女性,而这些患者大多无相关的临床症状,甲状腺功能也可正常,仅通过测定甲状腺微粒体抗体才能发现。

(六)遗传因素

某些类型的荨麻疹如家族性冷性荨麻疹、遗传性家族性荨麻疹综合征等,均与遗传有密切关系。

(七)自身抗体

部分慢性荨麻疹的发生与血清中存在抗 IgE 受体 FcεRIα,链的自身抗体 IgG 有关。有人观察 107 例慢性荨麻疹患者发现其中 31％的患者存在功能性抗 IgE 受体的自身抗体。其可能的发病机制是抗 IgE 受体 FcεRIα 链的自身抗体 IgG 与肥大细胞及嗜碱粒细胞表面的高亲和力 IgE 受体 FcεRI 的 α 链结合而发生持续的炎性刺激,继而活化补体,产生补体活化产物 Csa,导致肥大细胞脱颗粒而释放组胺。

二、临床表现

基本损害为皮肤出现风团,发作常很突然,发展较快。短时间内皮肤出现多处风团,逐渐扩大,并可互相融合成巨片状皮疹。境界一般清楚,皮疹稍高起,呈正常肤色或淡红色或鲜红色或苍白色。毛孔扩大、下凹,皮肤增厚,自觉有程度不等的瘙痒,大多瘙痒剧烈。皮疹可以自然消退,风团持续时间短者几分钟,长则数小时,极少有超过 24 小时以上不退者。但容易复发,一批消退之后,另一批又起。患者可伴有血管性水肿,水肿部位境界不清楚。某些结缔组织疏松的部位,如眼睑、颈部、下颌、手背、足背、口唇,水肿更为明显。临床上常见的有下列几种类型。

（一）急性荨麻疹

本病发病急,发作突然,皮疹数量较多,面积比较广泛,风团常为大片状。病程不超过 6 周,易反复发作。严重时可伴有全身症状,如头痛、发热、全身无力、疲劳等,合并血管性水肿的机会较多。如果伴有消化道黏膜病变,可致腹痛、腹泻、便秘、恶心、呕吐,严重者可引起腹绞痛。伴有呼吸道黏膜病变者可致胸闷、窘迫感、呼吸困难,甚至发绀。

（二）慢性荨麻疹

风团反复发作,病程超过 6 周,有的病程可达数月,甚至数年。发作一般较轻,皮疹数量少,有时仅少数风团,呈一过性而不引起患者的症状,常在晚上发作。伴皮肤划痕症的机会比较多,伴腹部症状和呼吸道症状的机会相对较少。

（三）物理性荨麻疹

物理性荨麻疹包括了由各种物理因素引起的荨麻疹,根据各自不同的特点,又可进一步分为下列类型。

1.皮肤划痕症

皮肤划痕症很常见,据估计,发病率约为人群的 5%,摩擦、划刺或击打皮肤,均可引起风团发作。起病突然,青年人较多见,反复发作,病程可长达数月甚至数年。病因大多不明,病毒感染、药物和环境因素均可导致发病。发作程度不等,有的轻,有的重,伴瘙痒。发疹一般仅限于刺激、搔抓或摩擦的部位。

2.迟发性皮肤划痕症

临床表现与皮肤划痕症相似,但在刺激后 1～6 小时才出现风团,且风团可持续 24～48 小时。

3.压力性荨麻疹

皮肤经受压力刺激后 4～6 小时发生深在性水肿,持续 8～72 小时,伴痒感、烧灼或疼痛是本型的特点。多发生于青年人,慢性经过,平均病期可长达 9 年。并有全身症状如全身不适、疲劳、发热、发冷、头痛、全身关节痛等,可与慢性荨麻疹、血管性水肿同时存在。好发部位为手、足、颈、躯干、臀部和面部。

4.胆碱能性荨麻疹

皮疹特点为风团样小丘疹,大小 2～4 mm,周围绕以轻度到明显的红斑。好发年龄为 10～30 岁,大多在运动时或运动后不久发生,伴有痒感、刺感、灼感、热感或皮肤刺激感,遇热或情绪紧张后亦可诱发此病,皮疹持续数分钟到数小时,一般持续 0.5 小时左右。有时风团可以互相融合成大片皮疹,全身症状轻或不明显,偶尔可引起血管性水肿、低血压、眩晕和消化道症状。此型可用试验诊断方法证实,即皮内注射 100 U 生理盐水稀释的乙酰甲胆碱,约有 1/3 的患者可诱发风团。

5.寒冷性荨麻疹

寒冷性荨麻疹可分为家族性和获得性两种。前者较为罕见,为常染色体显性遗传,后者较为常见,多见于 18～25 岁的青年。本型荨麻疹常与皮肤划痕症伴存。患者常在气温骤降时或接触冷水之后发生,皮疹广泛或伴有血管性水肿者,可能引起严重的全身症状。本病原因不明,有些患者在感染、服药或情绪紧张后引起发作。用寒冷进行激发后,可在血清中检测出肥大细胞释放的介质如组胺、酸性和中性趋化因子、血小板激活因子、前列腺素 D_2 等,但无补体被激活的证据。

6.日光性荨麻疹

暴露在日光下可引起本病发作,经 1 小时左右可以消退。本病应与多形性日光疹区别,后者很少有风团样皮疹,且一般发生于暴露在日光下数小时之后,病程较长,皮疹持续数天才退。

7.接触性荨麻疹

其特点是皮肤接触某些物质后 0.5～1 小时内引起风团和红斑,发作可为局限性荨麻疹、系统性荨麻疹、荨麻疹伴有哮喘,或荨麻疹伴有其他变态反应。有人将接触性荨麻疹的病因分为免疫性机制和非免疫性机制 2 类。非免疫性是由于原发性刺激物直接作用肥大细胞释放组胺等物质而引起,几乎所有接触者均发病,不需物质致敏。而免疫性属 I 型变态反应,可检出特异性 IgE 抗体。

(四)荨麻疹性血管炎

其临床经过为慢性荨麻疹,在病理上表现为血管炎,可能是由于免疫复合物沉积在血管壁的结果。许多患者可伴有程度不同的全身症状和体征,严重者可伴有血管性水肿、紫癜和多形性红斑样皮疹,全身症状包括关节痛、发热、腹痛、虹膜炎、肾病及肺部病变等。临床表现为慢性荨麻疹,皮疹一般在 24 小时内可消退,但易彼伏此起。荨麻疹和荨麻疹血管炎可伴存,有血管炎改变的荨麻疹可持续 1～3 天,并残留紫癜、脱屑和色素沉着等改变。自觉烧灼感或疼痛,一般不痒。皮肤活检为坏死性血管炎改变,小血管壁可见白细胞碎裂及纤维素样物质沉积。实验室检查:红细胞沉降率增快,严重患者可伴有低补体血症,包括CH50、C14、C4 和 C2 减少,直接免疫荧光检查在血管壁上可见免疫球蛋白和补体的沉积。

(五)自身免疫性荨麻疹

临床表现为慢性荨麻疹,但可能临床症状更为明显。组织病理与一般慢性荨麻疹无明显区别,但患者血清中常存在抗 IgE 受体 FceRIα 链的自身抗体 IgG,自体血清皮肤试验(在患者真皮下注射自身血清时立即发生风团或红晕样反应,类似与自然发生的荨麻疹)阳性。患者常具有自身免疫性疾病基础,如寻常型天疱疮、皮肌炎、系统性红斑狼疮等。

三、诊断及鉴别诊断

本病根据临床上出现风团样皮疹,即可确诊。诊断一般不困难,但引起荨麻疹的原因比较复杂,确定引起荨麻疹的原因常很困难,因此,必须通过详细采取病史,详细体格检查,以及有关的实验室检查确诊。

(一)病史

应注意发疹与药物、食物、日光、寒冷及外界环境因素的关系,了解在什么情况发作、哪些因素可使症状加重、发作的规律、临床经过及治疗效果等。

(二)体格检查

要注意身体内有无感染病灶,包括寄生虫感染、真菌感染、细菌感染等,以及感染病灶与本病有无联系,治疗这些感染病灶后症状是否相应缓解。

(三)实验室检查

血常规、红细胞沉降率、血清补体、大便找寄生虫卵,寒冷性荨麻疹最好测血冷球蛋白、冷纤维蛋白原、冷溶血素等。

四、治疗

由于荨麻疹的原因各异,治疗效果也不一样,有的容易治愈,有的很难治疗。治疗具体措施如下。

(一)祛除病因

对每位患者都应力求找到引起发作的原因,并加以避免。如果是感染引起者,应积极治疗感染病灶。药物引起者应停用过敏药物;食物过敏引起者,找出过敏食物后,不要再吃这种食物。

(二)避免诱发因素

如寒冷性荨麻疹应注意保暖,乙酰胆碱性荨麻疹减少运动、出汗及情绪波动,接触性荨麻疹减少接触的机会等。

(三)抗组胺类药物

抗组胺类药物是治疗各型荨麻疹最常用的药物。大多数患者经抗组胺药物治疗后即可获得满意的疗效,少数患者较为顽固。对顽固难治性荨麻疹可以增大剂量或联合用药。

1.H_1 受体阻滞剂

H_1 受体阻滞剂具有较强的抗组胺和抗其他炎症介质的作用,治疗各型荨麻疹都有较好的效果。常用的 H_1 受体阻滞剂有苯海拉明、赛庚啶、氯苯那敏等,阿伐斯汀、西替利嗪、咪唑斯汀、氯雷他定、依巴斯汀(10 mg/d)、氮卓斯汀(4 mg/d)、地氯雷他定(5 mg/d)等;单独治疗无效时,可以选择两种不同类型的 H_1 受体阻滞剂合用或与 H_1 受体阻滞剂联合应用,常用的 H_2 受体阻滞剂有西咪替丁、雷尼替丁、法莫替丁等。有人报道,H_1 和 H_2 受体阻滞剂联合应用有协同作用,能增加 H_1 受体阻滞的作用。H_2 受体阻滞剂单独使用时效果不佳。如果采用两种以上的抗组胺药都是 H_1 受体阻滞剂,则应选用两者在结构上不同的药物,或一种作用强的抗组胺药物与一种作用较弱的抗组胺药物联合使用,或一种有思睡、镇静作用的抗组胺药物与一种没有思睡作用的抗组胺药如咪唑司丁、西替利嗪等联合应用。羟嗪具有较强的抗组胺、抗胆碱和镇静作用,止痒效果也很好。用于急、慢性荨麻疹和寒冷性荨麻疹均有效。剂量因人而异。且个体差别颇大,成人始量为每次 25 mg,3 或 4 次/天,并可逐步调整到每次:50～100 mg,3 或 4 次/天。若单独使用无效时,可考虑与其他药物合并使用。

2.多塞平

多塞平是一种三环类抗忧郁剂,主要用于治疗忧郁和焦虑性神经官能症,本药也具有很强的抗 H_1 和 H_2 受体作用。有文献报道作为 H_1 受体阻滞剂,多塞平比苯海拉明的作用强 700 倍以上,比羟嗪强 50 倍。作为 H_2 受体阻滞剂比西咪替丁强 6 倍,剂量为每次 25 mg,3 次/天。对慢性荨麻疹效果尤佳,且不良反应较小。对传统使用的抗组胺药物无效的荨麻疹患者,多塞平是较好的选用药物。

(四)抑制肥大细胞脱颗粒作用,减少组胺释放的药物

1.硫酸间羟异丁肾上腺素

硫酸间羟异丁肾上腺素为 β_2-肾上腺受体促进剂,在体内能增加 cAMP 的浓度,从而抑制肥大细胞脱颗粒。剂量为每次2.5~5 mg,每天 3 次,亦可皮下注射,成人每次 0.25~0.5 mg。

2.酮替酚

每次最大剂量为 1 mg,每天 3 次。通过增加体内 cΛMP 的浓度,抑制肥大细胞脱颗粒,阻止炎症介质(如组胺、慢反应物质等)的释放。其抑制作用较色甘酸钠强而快,并可口服。

3.色甘酸钠

色甘酸钠能阻断抗原-抗体的结合,抑制炎症介质的释放。成人每次 20 mg,3 次/天吸入。若与糖皮质激素联合作用,可减少后者的用量,并增强疗效。

4.曲尼司特

每次 100 mg,每天 3 次。通过稳定肥大细胞膜而减少组胺的释放。

(五)糖皮质激素

糖皮质激素具有较强的抗炎、抗过敏作用。能稳定肥大细胞膜和溶酶体膜,抑制炎症介质和溶酶体酶的释放;能收缩血管,减少渗出。对荨麻疹的疗效很好,特别适用于急性荨麻疹、血清病性荨麻疹、压力性荨麻疹。某些严重类型伴有明显全身症状的荨麻疹,如高热、皮疹广泛、腹绞痛、低血容量和低血压、心脏损害、中枢神经症状、喉部及呼吸道阻塞症状等,更应使用糖皮质激素。由于糖皮质激素有一定的不良反应,停药后易反跳,因此,轻型患者用一般抗组胺药物能控制者,不一定都使用此类药物。常用药物和剂量如下:①泼尼松 40~80 mg/d,分 3 或 4 次口服。②曲安西龙:每天 12~16 mg,口服。③地塞米松 6~9 mg/d,分 3 或 4 次口服。④得宝松 1 mL,肌内注射,每月 1 次,病情控制后改为口服制剂。紧急情况下,采用氢化可的松 200~400 mg、地塞米松 5~20 mg 或甲泼尼龙 40~120 mg 静脉滴注。

(六)免疫抑制剂

当慢性荨麻疹患者具有自身免疫基础,病情反复,上述治疗不能取得满意疗效时,可应用免疫抑制剂,环孢素具有较好的疗效,硫唑嘌呤、环磷酰胺、甲氨蝶呤及免疫球蛋白等均可试用,雷公藤也具有一定疗效。

(七)非特异性抗过敏疗法及其他疗法

10%葡萄糖酸钙注射液 10 mL,1 次/天,静脉注射;普鲁卡因静脉滴注,每次用量 0.25~0.5 g 加入 5%葡萄糖注射液 500 mL 中;10%硫代硫酸钠 10 mL,1 次/天,静脉注射,自血疗法或组织疗法;组胺球蛋白肌内注射或穴位注射;抗血纤溶芳酸 0.25～0.5 g/次,3 次/天,口服或每次 0.25～0.5 g,用 5% 葡萄糖液稀释后,静脉滴注;6-氨基己酸,每次 2 g,口服或每次 4～6 g 加 5% 葡萄糖液中静脉滴注;利血平 0.25 mg/d,每天 3 次,口服,氨茶碱 0.1～0.2 g,3 次/天,口服;转移因子 1 U 上臂内侧皮下注射,每周 2 次,共 6～10 次,对慢性荨麻疹有一定疗效。卡介菌多糖核酸 1 mg,肌内注射,隔天 1 次。上述药物单独使用效果一般不理想,通常与抗组胺类药物联合使用,以增强效果,减少复发机会。

(八)某些特殊情况的处理

如荨麻疹因感染引起者,应根据感染的情况,选用适当的抗感染药物进行治疗。

1.对寒冷性荨麻疹

抗组胺药物中以赛庚啶、多塞平、酮替芬、羟嗪、咪唑司丁疗效较好;可联合应用维生素 E 100～200 mg,3 次/天;桂利嗪 25 mg,每天 3 次及 H_2 受体阻滞剂。阿扎他啶,1 mg,每天 3 次通过抗组胺、抗胆碱、抗 5-羟色胺作用,对寒冷性荨麻疹效果较好。除此之外,还需保护自己,避免骤冷影响;抗组胺药物中,选用赛庚啶、多塞平、酮替芬;通过逐渐适应低温环境和冷水进行脱过敏。

2.对日光性荨麻疹

除采用抗组胺药物羟嗪、氯苯那敏外,还可:①服用氯喹 125～250 mg/d、羟氯喹 100～200 mg/d,沙利度胺 25～50 mg/d。②试服高氯环嗪 30 mg/d。③反复照射日光或人工光,从小剂量开始,逐渐增加照射剂量,通过此法进行脱过敏。④涂用遮光剂。⑤避免服光敏药物与食物。

3.对胆碱能性荨麻疹

(1)首选具有抗胆碱能作用的 H_1 受体阻滞剂如玻丽玛朗 5 mg,每天 2 次或 10 mg,睡前服用;也可应用山莨菪碱 10 mg,每天 2 或 3 次/天。

(2)还原型谷胱甘肽具有一定疗效,其机制可能是通过激活胆碱酯酶水解乙酰胆碱。

(3)要适当限制强烈的运动。

(4)通过逐渐增加水温和运动量,有可能增加耐受而达到脱敏目的。

(5)有人报道使用特非拉丁和甲磺酸波尔啶(抗胆碱药物)联合应用效果很好。

(九)外用药物

下列药物有收敛止痒作用:①复方炉甘石洗剂外涂皮疹处;②柳酚酊外涂皮

疹处;③三黄洗剂外涂皮疹处;④地肤子、白芷、防风、川椒、透骨草各 15 g 煎水后外洗。

第二节　药　　疹

一、病因

药物性皮炎又称药疹。是指药物通过口服、注射、吸入等各种途径进入人体,在皮肤和黏膜上引起的炎症反应,重者可累及内脏器官和组织。由药物引起的非治疗反应统称为药物反应,药疹仅是其中的一种表现形式。引起药疹的药物种类很多。

临床上常见的药物:①抗生素类,以青霉素、头孢菌素类、磺胺类为多,其次是氨苄西林、喹诺酮类等。②解热镇痛药:阿尼利定、感冒胶囊等。③催眠、镇静与抗癫痫药,如苯巴比妥、苯妥英钠、卡马西平等。④异种血清制品及疫苗,如破伤风抗毒素、狂犬疫苗等。⑤抗痛风药物,如别嘌呤醇、秋水仙碱等。⑥心血管用药,某些降压药和扩血管药,如硝苯地平、依那普利、美托洛尔等。⑦某些中药,近年来中药引起的药疹也较多,如鱼腥草、穿琥宁、砷制剂等。

二、发病机制

药疹的发病机制非常复杂,可分为变态反应和非变态反应两大类。

(一)药物变态反应发病机制

药物的种类可由复杂的蛋白制品到简单的低相对分子质量化学品。多数属于后者。低相对分子质量的药物属于半抗原,必须首先与某些大分子物质如蛋白质等作为载体相结合,形成半抗原-载体结合物才能引起机体对该种药物的特异免疫反应。具有免疫原性的结合物,通常是通过共价键的结合,多是不可逆的,在体内代谢过程中不易被裂解,故易发生抗原作用。某些药物变态反应只局限于一定的组织,可能是该组织的某种特殊成分起了载体作用。

药物本身固然可以与蛋白载体结合成完全抗原,但也有的药物是其降解产物或其在体内的代谢产物与蛋白载体结合成为全抗原。

与药疹发生有关的变态反应包括Ⅰ型变态反应,如荨麻疹、血管性水肿及过敏性休克；Ⅱ型变态反应,如溶血性贫血、血小板减少性紫癜等；Ⅲ型变态反应,如血清病、血清病样综合征；Ⅳ型变态反应,麻疹样药疹、剥脱性皮炎等。药疹的免疫性反应相当复杂,有些药物所致药疹可以以Ⅰ型变态反应为主,也可以是Ⅱ型变态反应.或两种变态反应同时参与。

1.药物变态反应的影响因素

(1)治疗剂量、疗程和疗程次数的关系:摄取药物的机会越多,产生药物变态反应的频度也越多。间歇重复应用比长期无间隙的应用敏感较多,一旦致敏,小剂量药物重复摄入亦可发生。

(2)药物的性质:从化学结构上看,具有苯核和嘧啶核的药物抗原性高。有些药物的赋形剂和溶媒(如油、羟甲纤维素)及乳化剂可以起一种佐剂作用,即可使抗原易于潴留或引起局部炎症而较易引起过敏。药物的剂型亦可影响药物过敏的发生,如胰岛素的非结晶型比很快吸收的剂型较易于发生变态反应。

(3)遗传因素:在药物变态反应发生上有一定的意义。青霉素过敏性休克的发病率,有过敏性家族史者高于无家族史者2～3倍。

(4)环境因素:可直接影响机体对治疗药物的反应或改变药物有关抗原变为免疫原性。机体所患的疾病有时也有重要影响,例如组织损伤,特别是继发于感染的过程,也可以促发对药物的过敏,对抗生素过敏多发生在治疗某种疾病时应用抗生素,很少发生于应用抗生素预防某些疾病的健康人中。有人认为,这可能是由于有了可利用的新载体,或由于溶酶体酶改变了代谢途径,也可能由于细菌产物刺激了免疫系统之故。

2.药物的交叉敏感与多元敏感

交叉敏感是指一种化合物引起的变态反应,以后由另一种或多种与初次变应原在化学结构上相似的化合物,或由于代谢中转换的产物在免疫化学上与初次变应原结构相似或一致而引起同样的变态反应。有些患者不仅对一种药物过敏,而且对多种药物过敏,这些药物在化学结构上可无相似之处,此称多元敏感。

3.药物的光敏反应

有些药物仅在同时有紫外线的照射下才能敏感和引起皮疹。光线引起的光敏反应有两种,一种为光毒性反应,另一种为光变态反应。光敏性药物分为5组:①磺胺及其衍化物;②吩噻嗪类;③四环素族;④补骨酯素类;⑤其他,包括灰黄霉素、抗组胺制剂等。

(二)非变态反应发病机制

1.免疫效应途径的非免疫性活化

如药物可以直接作用于肥大细胞释放介质,而表现为荨麻疹、血管性水肿;或直接活化补体,如放射造影剂发生的荨麻疹反应。亦可由于药物改变花生四烯酸的代谢途径,即抑制了环氧化酶,使花生四烯酸产生前列腺素减少,这是阿司匹林及其他非激素抗炎药发生过敏样反应的原因。

2.药物的积聚或过量

如长期服用米帕林(阿的平),由于吞噬细胞内吞噬药量增加,皮肤呈浅黄色;长期应用铋剂加上口腔卫生习惯不良者,齿龈出现蓝灰色"铋线";长期大量服用氯丙嗪患者,在皮肤暴露部位由于药物或其代谢产物在日光参与下黏附于黑素而使皮肤出现带蓝棕色色素;砷剂皮炎则可能是丙酮酸氧化酶系统的抑制作用所致。

3.药物不良反应及菌群失调

如细胞毒药物引起脱发,应用广谱抗生素后发生的肛周或口腔假丝酵母菌感染。

4.药物的相互作用

药物的相互作用即药物竞争相同的血浆蛋白结合部位,抑制或刺激其降解所需的重要酶类,或影响另一药物的排泄。

5.药物使已存在的皮肤病激发

例如,β受体阻滞剂可引起银屑病样皮炎,应用西咪替丁而使皮肤型红斑狼疮激发,血管扩张剂可使酒渣鼻增剧。另外,在感染性疾病中应用特效药后,使原皮损加剧或出现新的损害,如用青霉素驱梅,常使二期梅毒疹加剧,这种皮疹可能是由于对大量死亡的梅毒螺旋体释放物的变态反应,此即赫氏反应。

三、临床表现

药疹的临床表现多种多样,常见的有下列类型。

(一)固定型药疹

固定型药疹是最常见的一型。常由磺胺类、解热止痛类、巴比妥类等药物引起。损害可发生于任何部位,以口周、龟头及肛门等皮肤黏膜交界处多见,指趾间、手足背部、躯干等处也可发生。皮疹特点为局限性圆形或类圆形水肿性红斑,直径1~4 cm,鲜红色或紫红色,炎症剧烈者中央可形成水疱或大疱,边界清楚,损害大小不等,为一个或多个。停药一周以上红斑消退,局部遗留棕褐色或灰褐色色素沉着斑,可持续数月。当再次使用同类药物时,常于数分钟或数小时后,在原发疹处出现类似皮疹,并向周围扩大。随着复发次数的增加,皮疹数目可增多。发生于皱襞、黏膜处的皮损易糜烂,疼痛明显。一般无全身症状,少数泛发者有发热、头痛及全身不适。一般经7~10天皮损可消退,较重者可迁延数十天。

(二)荨麻疹及血管性水肿型药疹

荨麻疹及血管性水肿型药疹较常见。多由青霉素、头孢类、血清制品、呋喃唑酮等引起。皮损似急性荨麻疹,即水肿性红斑、大小不等的风团,可伴有荨麻疹的其他症状,但皮疹较一般荨麻疹色泽红,持续时间长,自觉瘙痒,可同时伴有血清病样症状,如发热、关节痛、淋巴结肿大、血管性水肿,甚至蛋白尿等,若致敏原不能去除,可表现为慢性荨麻疹,持续数月以至数年。

(三)麻疹样或猩红热样药疹

麻疹样或猩红热样药疹又称发疹型药疹。多由解热止痛药、巴比妥类及青霉素、降压药和扩血管药、抗痛风药物等引起。发病常较突然,常由面颈部开始出现针头至米粒大红色丘疹,迅速向躯干处蔓延,散在或密集对称分布,皮疹类似麻疹。进一步发展皮疹可互相融合形成弥漫性红斑和肿胀、类似猩红热的皮疹。有时可伴有发热、头痛、乏力、白细胞数增多等全身症状,但无麻疹或猩红热的其他特征。停药后1~2周病情好转,皮疹颜色变浅或消退,偶有糠秕状脱屑。

(四)多形性红斑型药疹

多形性红斑型药疹常由磺胺类、巴比妥类、卡马西平及解热止痛类药物引起。皮疹似多形性红斑,为豌豆至蚕豆大小的圆形或椭圆形水肿性红斑或丘疹,中心为暗紫红色斑或水疱。皮疹多发,对称分布,以四肢伸侧、躯干、口腔与口唇为主,自觉瘙痒或疼痛。病情重时累及口腔、眼部、肛门、外生殖器、呼吸道、消化道黏膜,称重症多形性红斑型药疹,皮损呈现大疱、糜烂,全身症状严重,有畏寒、高热,伴肝肾功能损伤,此型药疹病情危重,死亡率高。

(五)剥脱性皮炎型药疹

剥脱性皮炎型药疹是严重的一型药疹。常由磺胺类、巴比妥类、卡马西平等引起。起病急,常伴高热、寒战。皮损初为麻疹样或猩红热样红斑,逐渐加剧融合成片,呈弥漫性水肿性红斑,以面部及手足为重,颈部、腋窝、股部等皱襞处出现糜烂、渗液与结痂,口唇和口腔黏膜潮红肿胀,有水疱和糜烂,眼结膜充血、水肿,分泌物增加,重者出现角膜溃疡。2周左右出现全身皮肤脱屑,呈片状,手足部脱屑如同手套和袜套样,毛发和指甲均可脱落,脱屑约持续一个月左右,逐渐减少,从大片状渐变为细碎糠秕状。严重者可伴有全身淋巴结肿大,并伴发肝肾功能损害,表现为转氨酶增高、低蛋白血症、血尿、蛋白尿。

(六)大疱性表皮松解型药疹

大疱性表皮松解型药疹又称中毒性表皮坏死松解症,是最严重的一型药疹。常由磺胺类、解热止痛类、巴比妥类及卡马西平等引起。发病急,全身中毒症状重。常有寒战、高热,体温 40 ℃左右。皮疹于 1~4 天遍布全身,皮疹初为鲜红色或暗紫红色斑片,很快扩大融合,其上出现松弛性大疱,并出现广泛性、对称性的表皮坏死松解,状似浅Ⅱ度烫伤。尼氏征阳性。表皮极易擦破,露出红色糜烂面,自觉疼痛及触痛。眼、鼻、口腔黏膜均可剥脱,可造成睑、球结膜的粘连、角膜损害以至角膜穿孔。呼吸道和胃肠道黏膜也可糜烂、脱落、溃疡,而出现呼吸道和消化道症状。如无并发症,患者可于 3~4 周内痊愈。严重者常出现继发感染、肝肾功能损伤、电解质紊乱、内脏出血、血尿、蛋白尿,甚至氮质血症等,死亡率极高。

四、实验室检查

血常规检查见白细胞数增多,常伴有嗜酸性粒细胞比例增多;若多脏器损害可见血清转氨酶增高;血尿、蛋白尿;血尿素氮、肌酐增高等。

五、诊断要点

(1)各型药疹的共同诊断要点:①明确的服药史。②服药后到发疹有一定的潜伏期。初次用药一般需 4~20 天后才出现临床表现,已致敏者如再次用药,则数分钟至 24 小时之内即可发生。③皮疹突然发生,发展快。皮疹可呈多种类型,但对于某一患者而言常以一种为主。④严重者可伴不同程度的内脏损害、发热、关节痛、淋巴结肿大等全身症状。⑤停止使用致敏药物后皮疹可逐渐消退,糖皮质激素治疗常有效。

(2)药疹的临床表现复杂,不同药物可引起同种类型药疹,而同一种药物对不同患者或同一患者在不同时期也可出现不同的临床类型。临床中几种常见药疹类型的诊断要点如下。①固定型药疹:好发于口唇、口周、龟头等皮肤-黏膜交界处,为圆形或类圆形、水肿性暗紫红色斑疹,常为单发,偶可多发。②荨麻疹型药疹:皮损与急性荨麻疹相似,但持续时间长。可伴有血清病样症状。③发疹型药疹:是药疹中最常见的一型。散在或密集、红色、针头大小的斑疹或丘疹,皮疹似麻疹或猩红热。发病多突然,可伴发热等全身症状。④多形红斑型药疹:皮损与多形红斑相似,为豌豆至蚕豆大小、圆形或椭圆形水肿性红斑,中心呈紫红色,常出现水疱。累及口腔及外生殖器黏膜时可疼痛。⑤大疱性表皮松解型药疹:起病急骤,全身中毒症状较重。皮损初为鲜红色或紫红色斑片,迅速波及全身,出现水疱或大疱,尼氏征阳性,易形成糜烂。口腔、眼、呼吸道黏膜也可累及。⑥剥脱性皮炎型药疹:全身弥漫性潮红肿胀,而后大量鳞片状或落叶状脱屑。

(3)临床上将病情严重、死亡率较高的重症多形红斑型药疹、大疱性表皮松解型药疹及剥脱性皮炎型药疹称为重型药疹。此外,药物还可以引起其他形态药疹如光敏皮炎型药疹、湿疹型药疹、紫癜型药疹、痤疮型药疹等称为轻型药疹。

六、鉴别诊断

(一)发生在外阴部的固定性药疹应与硬下疳鉴别

后者无自觉症状,有不洁性交史,皮损初起为浸润性红斑,呈暗红色硬性斑块(如软骨样硬度),表面溃疡或糜烂,但无脓性分泌物,组织液涂片用暗视野显微镜检查可见梅毒螺旋体,梅毒血清反应阳性,经抗梅毒治疗可迅速消退。

(二)麻疹样药疹应与麻疹鉴别

后者呈流行性发病,先有呼吸道卡他症状,全身症状较重,无瘙痒,颊黏膜可见科氏斑,有一定的出疹顺序。

(三)猩红热样药疹应与猩红热鉴别

后者先有咽炎症状,瘙痒较轻,全身症状较重,常有头痛、恶心、呕吐、口周苍白圈、杨梅舌及颈淋巴结肿大等,实验室检查白细胞数增高。

七、治疗

原则:立即停用可疑致敏药物,促进致敏药物及其代谢产物的排泄,对症治疗。注意交叉过敏及多价过敏,积极治疗原发病。

(一)轻型药疹

停用致敏药物后,鼓励患者多饮水以促进药物排泄,皮损多能逐渐消退。可给予抗组胺药、维生素C及10%葡萄糖酸钙静脉注射。必要时口服皮质类固醇如泼尼松30~40 mg/d,皮疹消退后逐渐停药。局部外用炉甘石洗剂。固定型药疹有糜烂及渗出时,用3%硼酸液或0.1%依沙吖啶溶液等湿敷,间歇期外用糊剂或油剂。

(二)重症药疹

重症药疹包括重症多形红斑型药疹、剥脱性皮炎型及大疱性表皮松解型药疹。治疗除停用致敏药物外,要采取如下措施。

1.早期足量使用糖皮质激素

开始每天用氢化可的松 300～500 mg,或地塞米松 10～20 mg 及维生素 C 2～3 g 加入 5%～10% 葡萄糖溶液中静脉滴注。糖皮质激素足量的标志是 2～3 天体温得到控制,原皮疹色泽转暗,渗液减少,水疱干燥,无新皮疹出现。一旦病情稳定好转,则迅速减少激素用量,每 3～4 天减初用量的 1/4 左右,一般可在 2～3 周左右减完。

2.加速致敏药物和代谢产物的排泄

鼓励患者多饮水或静脉补液,以促进药物及代谢产物的排泄。对由重金属引起的药疹应及早使用络合剂,以加速其在体内的代谢。

3.支持疗法

对原有疾病应改用非致敏药物治疗,并注意水、电解质平衡,及时纠正酸中毒。对病情重、病期较久者,由于高热及皮肤剥脱、渗出等,易出现血浆蛋白降低、脱水和电解质紊乱,应及时纠正,注意蛋白摄入量,必要时输血或血浆。也可给予静脉高营养。

4.预防和治疗并发症

如有感染要及时选用有效、非致敏的抗生素,尽快控制感染。若伴发肝损害,应加强护肝治疗,包括静脉高营养或食用高能量流质饮食、补充多种维生素等。

5.免疫抑制剂治疗

重症患者可采用糖皮质激素加免疫抑制剂环磷酰胺 100～300 mg/d 静脉点滴,该法奏效迅速,可缩短激素使用时间。也可使用环孢素 4 mg/(kg·d),有较好疗效。

6.局部治疗

应使用无刺激性及具有保护、收敛、消炎作用的药物,并根据皮损情况选用适当的剂型。对中毒性表皮坏死松解症患者,应住隔离病房,使用消毒棉垫,每天更换消毒床单,房间定期消毒;其糜烂面应暴露(但要注意保温),皮损处应保持创面干燥。注意保护眼睛,定期生理盐水冲洗,清除分泌物,白天以抗生素眼药水及氢化可的松眼药水交替点眼,夜间入睡前涂足量眼药膏,可防止粘连。有口腔糜烂者,可用 2% 碳酸氢钠液或多贝氏液漱口。

八、卫生宣教

药疹为医源性疾病,应引起临床医师的注意,为了避免或减少药疹的发生,必须注意以下四点。

(1)用药应有的放矢,切勿滥用药物,用药前应详细询问药物过敏史。并注意交叉过敏。

(2)要注意药疹的早期症状,一旦出现难以解释的发热及皮肤黏膜的症状,如结膜充血、皮肤瘙痒、皮疹,应想到药疹的可能,要立即停用可疑药物,并尽早作出诊断。

(3)应用青霉素、链霉素、普鲁卡因等药物时,应严格按照药典规定执行皮试制度。

(4)对已确诊为药疹的患者,应记入病历,并用红笔标注,明确告知患者,避免重复使用同类和结构类似药物,以免加重病情或再发。

九、预后与转归

一般药疹病因明确,如治疗及时,避免再次使用致敏药物或化学结构相类似的药物,一般不会复发,预后良好。但重症药疹如年老体弱合并有严重内脏或多重感染者则病情危重,甚至可导致死亡。

第三节 汗疱疹

汗疱疹又名发汗不良,是一种手足部的急性或亚急性皮肤病,以深在性水疱为特征,偶有大疱,倾向复发。常兼有多汗症。

一、病因与发病机制

不完全清楚。本病可能是在潮湿而炎热的气候、情绪紧张、肥皂等刺激的作用下,患者原有的手足多汗加重而发生的湿疹样反应。

二、临床表现

(一)发病情况

好发于春夏季;以儿童及青壮年多见。

(二)皮肤损害

汗疱疹发疹急骤,为群集或散在的深在性小水疱,呈正常皮色,无炎症,水疱内容澄清,以后渐混浊。破后流出黏性液体,也可不破溃,数天后干涸,残留环状鳞屑。有继发感染时,可形成炎症著明的脓疱,甚至引起淋巴管炎和淋巴结炎,慢性病例可有指(趾)甲营养不良。自觉灼热及瘙痒。

(三)好发部位

主要在指(趾)侧缘及掌跖部,有时亦发生在腕前,常对称分布。

(四)病程

夏季加重,有的患者在焦虑期发病;常与手足多汗并存,易于复发。

三、病理变化

表皮内水疱,伴真皮轻度炎症性改变。水疱与汗腺导管无关,疱中可出现继发性汗液潴留。

四、诊断

根据水疱特点及发病部位,伴有多汗及容易复发等特点不难诊断。

五、鉴别诊断

(一)手足癣

早期常单侧发生,炎症显著,境界清楚,夏季加重但冬季不能消失,真菌检查可为阳性。

(二)汗疱型癣菌疹

常有活动性癣病病灶,病灶治预后本病自行消退,癣菌素试验阳性。

(三)角质松解症

初为浅表小白点,表皮角质层剥离后形成边缘性脱屑的小圈,逐渐扩大,无水疱,不痒,与季节无关。

六、治疗

(1)可应用镇静剂,如溴剂、谷维素等。有继发感染者给抗生素。局部避免物理性和化学性刺激,勿穿用密不透气的手套和袜子。

(2)急性期:用复方硫酸铜溶液1:20稀释后泡手,0.5%醋酸铅(铝)溶液或5%明矾溶液湿敷或浸泡,每次10分钟,1次/2小时。

(3)病情静止后:可在无菌操作下,刺破水疱,涂2%碘酊。也可用乌洛托品10 g,甘油20 g,7%醋酸液加到100 mL外搽。对脱屑干燥者外搽2%水杨酸软膏或 20％尿素霜或含氟 ACH 霜剂。

（4）对慢性反复发作者，可在症状控制后行小量 X 线照射。

（5）针灸疗法有一定效果。主穴为合谷、劳宫、鱼际、间使；配穴为曲池、足三里、三阴交。

七、卫生宣教

（1）注意保持情绪稳定心态平和，避免情绪波动。

（2）不可思虑过度，应张弛有度。

（3）忌吃辛辣油酪及鱼腥发物。

（4）不可用较强碱性肥皂及热水洗手。

（5）对患处不可用手撕剥，以免感染。

八、预后

汗疱疹一般在发生后数周就会痊愈，只有少数患者会一年四季反复发作，甚至留下慢性湿疹或者细菌、真菌感染的并发症。

第四节　脂溢性皮炎

脂溢性皮炎是发生于皮脂溢出部位的炎症性皮肤病，常见于皮脂分泌旺盛区，如头面部及胸背部，表现为红斑及油腻性鳞屑，成人及新生儿多见。

一、致病因素或危险因素

在遗传易感性基础上，皮脂分泌的增多和化学成分的改变，使皮肤表面存在的常驻菌群马拉色菌大量繁殖引起炎症。免疫功能紊乱、精神因素、高脂高糖饮食、B 族维生素缺乏、嗜烟酒等对发病、发展有促进作用。近半数人类免疫缺陷病毒（human immunodeficiency virus，HIV）阳性者伴有脂溢性皮炎，面积广泛且症状严重。脂溢性皮炎患者头皮屑中马拉色菌的数目是非脂溢性皮炎患者的 2 倍。也有马拉色菌数目不增加或减少者，此时皮肤屏障破坏和机体的免疫异常在发病中起重要作用。

二、临床特点

成人皮损为位于头皮、面部及躯干等处的暗红色油腻性斑片，上覆油腻性糠状鳞屑或痂,严重时可出现糜烂、渗出。头皮可表现为头皮屑,面部主要以鼻唇沟、鼻翼、额、下颌、眉毛和胡须等处出现黄红色、油腻性鳞屑性斑片等为表现。不同程度瘙痒,常伴有脂溢性脱发、痤疮、酒糟鼻等。

婴幼儿常在出生后 2~10 个月发病,头皮表现为黄色痂及棕色黏着性鳞屑,常与不剃胎毛、不经常洗头,致头皮油脂性鳞屑堆积有关,前额及面部也是常发部位,可伴有特应性皮炎,表现为红斑、糜烂、渗出、结痂等。

三、实验室检查

胶带粘贴或取鳞屑镜检,大多可查见马拉色菌。

四、诊断要点

(1)头面部为主的红斑、油腻性糠状鳞屑或痂壳。

(2)反复发作,伴瘙痒。

(3)头皮屑增加,可伴脂溢性脱发。

(4)鳞屑直接镜检可查到球形或卵形的马拉色菌出芽孢子,用含油培养基培养可分离出马拉色菌。

(5)排除头部银屑病、玫瑰糠疹、湿疹、体癣、花斑糠疹、皮肤念珠菌病、红斑型天疱疮等。

五、易混淆的疾病

(一)头部银屑病

常发生在发际和头皮的红色丘疹和斑块,表面银白色鳞屑,可见点状出血征,发呈束状,躯干及膝前、肘后常见类似皮损,冬重夏轻。

(二)玫瑰糠疹

先有母斑(前驱斑),1~2 周后颈部、躯干和四肢近端出现继发皮损,皮损呈玫瑰红色,长轴与皮纹一致,表面有糠状鳞屑,常能自愈。

(三)湿疹

皮损为多形性,有水疱、渗出,无油腻性鳞屑及痂皮。对称分布、境界不清,痒感明显。

(四)体癣

为中心痊愈边界活跃的红褐色或黄褐色斑,上覆鳞屑,不呈油腻性,常伴瘙痒,真菌检查可见菌丝或孢子。

(五)花斑糠疹

躯干为主的色素沉着或色素减退斑,上覆糠状鳞屑,真菌镜检查见短弯菌丝和成簇圆形或卵形出芽孢子,用含油培养基能分离出马拉色菌。

(六)皮肤念珠菌病

好发于皮肤潮湿的皱褶部位,红斑,鳞屑镜检见假菌丝和出芽孢子,培养可分离出酵母样菌落。

(七)红斑性天疱疮

面部呈蝶形鳞屑斑,头皮、胸背散在红斑,有疱壁松弛易破的水疱,棘细胞松解阳性。

六、治疗

(一)常规治疗方法

以局部和系统抗真菌治疗为主,辅以抗感染治疗。

1.外用药物

(1)2%酮康唑洗剂(ketoconazole,采乐):每次取药液 5 mL 洗头及洗面部皮损,保持 3～5 分钟后用清水洗净,每周 2 次,连用 2～4 周。酮康唑可抑制真菌细胞膜麦角甾醇的生物合成,影响细胞通透性,而抑制其生长,酮康唑同时具消炎作用。

(2)硫化硒洗剂:洗头、每周 2 次,连用 2～4 周。

(3)局部外用药物:2%酮康唑霜或沉淀,硫磺洗剂或 5%硫磺炉甘石洗剂或 3%樟脑醋外搽,每天 1～2 次。对炎症明显者可用含糖皮质激素的混合制剂如复方咪康唑霜,每天 1 次。出现渗出、糜烂部位可用氧化锌油或 0.2%呋喃西林软膏。

2.内用药物

对皮损较广泛并有明确真菌感染证据者的给予口服抗真菌药伊曲康唑,成人 200～400 mg/d,连服 1～2 周。或内服酮康唑(200 mg/d),连服 1～2 周。或内服氟康唑 150 mg,每周 1 次,连服4 周。炎症明显且皮损泛发者可服雷公藤制剂。米诺环素对痤疮杆菌的抗菌力较强,具高效、长效性质,并有抑制皮脂分泌作用,成人 50～100 mg/d,连服2～4 周,但不要与唑类药物同服,以免增加肝脏负担。

(二)治疗难点

青春期、雄激素分泌旺盛,导致皮脂分泌旺盛。治愈后常易复发。

(三)新治疗方法及新药

目前还有一些研究提出了新的治疗,如钙调磷酸酶抑制剂,为大环内酯类免疫调节剂,属子囊霉素衍生物,包括 0.03%和 0.1%他克莫司软膏、1%匹美莫司乳膏。可抑制 T 细胞增殖、活化及释放细胞因子,抑制 IL-2、IFN-γ 和 TNF-α 的产生,局部应用可以抑制迟发型变态反应,都有较强的抗炎活性,且没有糖皮质激素样的不良反应,同时还有抗马拉色菌的活性。还有研究表明,茶树油及苯乙烯酸,因具有抗马拉色菌作用而取得较好效果。

七、循证医学证据

(1)尚未见系统评价或荟萃(Meta)分析证据。

(2)随机、双盲、多中心、安慰剂对照研究开放治疗脂溢性皮炎:口服混合制剂(溴化钾:溴化钠:硫酸镍:氯化钠=1:2:3:6)(51 例),10 周后与安慰剂组比较,有明显改善。

(3)随机、双盲、多中心、安慰剂对照研究用含 2%酮康唑和 0.05%地奈德的混合制剂凝胶(9 例)和不含药物的凝胶(9 例)治疗面部脂溢性皮炎,每天 1 次,连用 3 周,结果显示易耐受并有明显的疗效,每天 1 次,两周即可起效。

(4)随机、双盲、多中心、安慰剂对照研究用两种不同浓度的吡硫锌和对照制剂比较去头皮屑效果和抗真菌活性(53 例),含吡硫锌的香波有明显的去头皮屑作用,且高浓度的吡硫锌香波较低浓度吡硫锌香波有更好地去头皮屑效果和抗真菌活性。

(5)随机、双盲、多中心、安慰剂对照研究使用 1%环吡酮胺香波与安慰剂对照治疗脂溢性皮炎(112 例),每周 2 次,每次 5 分钟,连用 4 周,结果显示,1%环吡酮胺香波较对照组症状明显改善。结论:1%环吡酮胺香波治疗脂溢性皮炎安全有效。

(6)随机、双盲、多中心、安慰剂对照研究口服特比萘芬(250 mg/d,连服 4 周,30 例)和安慰剂(保湿软膏,每天 2 次外用,30 例)研究特比萘芬治疗中到重度脂溢性皮炎疗效。结论:口服特比萘芬 4 周后,临床症状改善明显。

(7)随机、双盲、多中心、安慰剂对照研究用含 1.5%环吡酮胺和 3%水杨酸的香波与 2%酮康唑香波比较治疗头皮屑和脂溢性皮炎的疗效(154 例),每周 3 次,连用 3 周。结论:两种香波治疗头皮屑和脂溢性皮炎都安全有效。

(8)随机、双盲、多中心、安慰剂对照研究用 1％环吡酮胺软膏与 2％酮康唑软膏及安慰剂对照评价局部应用环吡酮胺软膏治疗脂溢性皮炎的安全性及耐受性(每天 1 次,共 28 天,165 例)。结论:环吡酮胺软膏局部治疗脂溢性皮炎安全有效。

(9)随机、双盲、安慰剂对照研究用 0.75％甲硝唑凝胶和安慰剂对照比较治疗面部轻到中度脂溢性皮炎的疗效(每天 2 次,共 8 周,84 例)。结论:0.75％甲硝唑治疗脂溢性皮炎没有明显效果。

(10)随机、多中心、安慰剂对照研究用 8％葡糖酸锂软膏与 2％酮康唑软膏对照比较治疗脂溢性皮炎效果(288 例)。结论:锂治疗脂溢性皮炎较酮康唑效果好。

(11)随机、多中心、安慰剂对照研究用 1％吡美莫司软膏(每天 2 次,11 例)与 0.1％17-戊酸倍他米松软膏(每天 2 次,9 例)对照治疗脂溢性皮炎。两者都有明显效果,倍他米松在减轻红斑、鳞屑、瘙痒症状方面快于吡美莫司但无统计学意义。症状复发并加重在倍他米松组多于吡美莫司组,且在治疗 15 天停药后,吡美莫司组无复发,而倍他米松组大多复发,差别有统计意义。结论:非类固醇类局部用药吡美莫司可能是治疗脂溢性皮炎的首选用药。

第四章　物理性皮肤病

第一节　冻　疮

冻疮是由湿冷所致的局限性皮肤炎症损害,是深秋初冬与早春季节的一种常见病,气候转暖后自愈,易复发。

一、病因及发病机制

本病是由冷引起的异常反应。因长期寒冷(0～10 ℃)、潮湿或冷暖急变时,局部皮下小动脉痉挛,久之血管麻痹而扩张,静脉淤血,血液循环不良致局限性组织浸润而发病。此外,自主性神经功能紊乱、肢端血液循环障碍、营养不良、贫血、内分泌障碍、慢性中毒、感染、鞋袜过紧、缺乏运动及局部多汗潮湿等均可助长冻疮的发生。遗传、职业起一定作用。

二、临床表现

损害为局限性淤血性暗紫红色隆起的水肿性红斑,境界不清,中央青紫,边缘呈鲜红色,表面光泽,质柔软。按之褪色,去压后缓慢恢复红色。严重者可有水疱,疱破后形成溃疡。愈后存留色素沉着或萎缩性瘢痕。自觉局部胀痒,遇热后加剧,溃烂后疼痛。对称性好发于四肢末端,以手指、手背、面部、耳郭、足趾、足缘、足跟等处多见。常见于儿童、妇女和末梢血液循环不良者。每当冬季发作,经过缓慢,天暖自愈。

寒冷性多形性红斑(或称多形红斑型冻疮)为本病的一个特殊类型,皮疹多分布于四肢末端及面颊,呈多形性,可有典型的虹膜样皮疹,好发于青年女性,发病较急,病程较短,多于2～4周自愈。

另一种特殊类型的冻疮多见于较肥胖女性的股外侧部。皮损呈有特征性的蓝红色浸润性斑,偶可有继发性溃疡和常合并毛囊性角栓。这些损害完全与冷暴露有关,且在温暖环境中显著消退,国外发生者常有骑马嗜好。

三、诊断及鉴别诊断

根据寒冷季节发病,皮损的特征性分布及皮疹特点,除外其他内脏疾病后,即可诊断。某些内脏疾病,如系统性红斑狼疮、干燥综合征、冷球蛋白血症、冷纤维蛋白血症可发生冻疮样皮损,应注意寻找原发病。冻疮尚应与小腿红绀病相鉴别,该病见于成年妇女,两小腿发绀,皮肤冷厥,微肿,远端着色重,不破溃,无自觉症状,终年不退,与季节无关。

四、治疗

(一)全身治疗

1.血管活性药物改善微循环

常用药物有烟酸、硝苯地平、路丁(复方路丁)、维生素 E、丹参片等。方法:烟酸每次 50 mg,3 次/天;哨苯吡啶 20 mg/d,服 3 天后改为 20 mg,2 次/天,再服 3 天,然后早晨 40 mg,夜间 20 mg,维持 2 个月;复方丹参片每次 3～5 片,3 次/天。对寒冷性多形性红斑,可口服大剂量维生素 E,每天 600 mg。桂利嗪对微小动脉、静脉有扩张作用,可改善局部循环,成人口服 25 mg,3 次/天,治疗冻疮有一定效果。

2.抗组胺药物

如赛庚啶对冷性异常反应效果较佳。

3.莨菪类药物

有试验报告阿托品、山莨菪碱对小血管具有双向调节作用,能解除血管痉挛,改善微循环,临床用于治疗冻疮有肯定的疗效。成人口服:阿托品 15～30 mg,3 次/天;山莨菪碱 10～15 mg,3 次/天。有人将阿托品、山莨菪碱制成不同浓度的外搽剂、油膏、乳剂、涂膜剂等,局部涂搽。

4.中医中药

法宜温热祛寒,活血化瘀。可用当归四逆汤及桂枝红花汤方药加麻黄碱3～6 g煎服。或用益气、活血、温阳法,可调整人体免疫功能,降低血黏度,加速血流,消除微循环障碍而达到"流通血脉"的目的。处方:黄芪 15 g,党参、桂枝、当归、丹参各 9 g,附子(先煎)、陈皮各 6 g。寒重者加干姜、炙甘草各 6 g,血瘀症显著者加桃仁、红花各 9 g。中药雷公藤,20 mg,3 次/天,能缩短冻疮的自然病程,服用雷公藤应定期查血常规及肝功能。

(二)局部治疗

原则为软化浸润,改善血行,促进吸收,防止感染。

1.外用药

未破者可选用 10％樟脑软膏或樟脑乙醇、松节油、猪油蜂蜜软膏(猪油 30％,蜂蜜 70％)、冻疮软膏Ⅰ号等外涂,或者用紫色消肿膏及辣椒酊。已破溃者可用红霉素软膏、四环素软膏、百多邦软膏,或用 10％硼酸软膏、10％鱼石脂软膏、冻疮膏Ⅰ号、化毒散软膏等。有糜烂和溃疡的重症冻疮,首先用生理盐水反复清洗创面,尔后涂敷呋喃西林霜或新霉素霜,用无菌纱布包扎,换药至痊愈为止。

2.理疗

理疗常采用红外线局部照射,近年报道应用 He-Ne 激光、TDP 治疗器、热辐射器、恒磁场、高分子驻极体(电子伤筋膏)敷贴,以及直流电、水浴疗法都获得了不同程度的疗效。激光穴位照射可取穴足三里、复溜、血海,穴位照射后,再对冻疮局部行散焦普遍照射。浸石蜡疗法亦是一种简便易行的有效方法。

3.验方

(1)橘皮生姜汤:方用新鲜橘皮 3 或 4 个,生姜 30 g。将上药加水 2 000 mL 煎煮 30 分钟,待水温与皮肤接触能耐受为止,浸泡并用药渣敷盖患处,每晚 1 次,每次 30 分钟,通常用药 3～5 次即愈,适用于未破溃冻疮。

(2)桂附煎:方用桂枝 50 g,红花 20 g,附子 20 g,荆芥 20 g,紫苏叶 20 g,加水 3 000 mL 煎沸,稍冷后将患处浸入药液中,3 次/天,每次 20～30 分钟,边浸边用药渣揉搓患处,每剂连用 3 天。如耳郭、面都不宜浸泡处,可用毛巾浸蘸药液做热敷。适用于未破溃冻疮。

(3)桂苏酒:方用桂枝、苏木各 100 g,细辛、艾叶、当归、生姜、花椒各 60 g,辣椒 6 枚,樟脑 30 g,75％乙醇 3 000 mL。将上药置入容器封口,泡浸 7 天后即用。用棉蘸药反复涂搽患处,3 次/天,平均 2～4 天可愈。适用于未破溃冻疮。

(4)复方樟脑酒:方用樟脑 10 g,花椒 50 g,干辣椒 3 g,甘油 20 mL,95％乙醇 100 mL。将花椒、干辣椒研碎浸入 95％乙醇内 7 天后滤出,再加樟脑、甘油混匀即成。每天涂搽 5～7 次。破溃冻疮忌用。

(5)复方阿托品霜:阿托品 0.1％、尿素 5％、樟脑 1％、赛庚啶 0.05％,诸药加入单纯霜基质拌匀备用。3 或 4 次/天外涂揉搽。对渗出或溃疡者,先用 3％硼酸水冲洗或庆大霉素局部撒布,无渗液后再用本霜。

(6)蛇酶霜:每 20 g 单纯霜基质加入蝮蛇抗栓酶 11 U,外涂患处再轻揉数分钟,3 次/天。

(7)山桂膏:Ⅰ号,山莨菪碱 400 mg、肉桂 3 g、樟脑 2 g,研极细粉,加凡士林 95 g。用于红斑水肿期。Ⅱ号,Ⅰ号膏 100 g,土霉素粉 25 万 U,拌匀即可。用于糜烂溃疡者。

(8)复方当归软膏:Ⅰ号,取当归浸膏、羊毛脂各 20 g,凡士林 29.5 g,甘油 10 g,置容器中,水浴加热熔化,冷凝前加干姜粉 20 g,薄荷脑(研末)0.5 g 拌匀即成。涂患处,2 或 3 次/天。适用于未破皮者。Ⅱ号,当归浸膏 10 g,鱼肝油 15 g,桉油 3 g,凡士林、羊毛脂各 30 g,置容器中水浴加热熔化,冷凝前加血竭 10 g,硼酸 2 g(共研末)搅匀即成。适用于溃破有感染者。

(9)冻疮涂膜:Ⅰ方,黄明胶 50 g、甘油 15 g,用于未破皮者;Ⅱ方,黄明胶 50 g、紫草 25 g、当归 25 g、甘草 25 g(共研末过筛)、甘油 15 g。用于溃烂者。

(10)马勃膏(马勃 20 g,凡士林 80 g)外敷,1 次/天,用于已溃破者。

(11)紫云膏(紫草和当归各 30 g,胡麻油 1 000 mL,黄蜡 150 g)外敷可用于冻疮溃疡。

4.药物手套

药物手套用于防治冻疮。将中药桂枝、肉桂等研粉,辅以润肤的羊毛脂、凡士林等做基质,经一定程序加工后装入手套背面特制的夹层中。这些药物性热味辛具温通经络、祛寒止痛的功用,在手部肤温作用下缓慢释放,渗透到手背皮肤,从而使冻疮得到治疗。临床防治冻疮总有效率达 85.9%。

五、预防

(1)平时加强体育锻炼,增强体质,以提高耐寒能力。

(2)营养不良、贫血及具有冻疮素质者应加强营养,提高机体对寒冷的适应性。

(3)入冬注意保暖,衣服宜宽畅温暖。外出时局部宜涂防冻油膏。

(4)皮肤应保持干燥,避免长久接触寒冷潮湿。

(5)鞋袜不宜过紧,受冻部位不宜立即烘烤及用热水浸泡。

(6)治疗慢性贫血及消耗性疾病。

(7)常行局部按摩及温水浴,改善血液循环。

(8)可在入冬前一段时间,用紫外线照射以前患冻疮的部位,隔 10~20 天一次。

第二节 手 足 皲 裂

手足皲裂是指手足皮肤因各种原因而致的干燥、开裂。在寒冷季节从事露天作业及接触溶脂性、吸水性及碱性物质的劳动者最多见。

一、病因与发病机制

手足部容易发生皮肤皲裂与多种内外因素有关。掌跖部皮肤解剖生理特点为角质层较厚、无皮脂腺,加之冬季汗液分泌少,皮肤容易干燥;另外,各种机械性和物理化学因素的刺激,如酸碱、有机溶媒的脱脂作用,当局部活动、摩擦、外伤时即可致皮肤皲裂。老年人、鱼鳞病、掌跖角化症、角化型手足癣等患者更易发病。

二、临床表现

手足皲裂常见于成人及老年人,部分患者发病有职业因素。好发于指屈面、指关节背面、甲周、手掌、足跟、足跖外侧等部位,多顺皮纹方向发生。皮损为深浅、长短不一的皮肤线状裂隙,在皮肤角层厚处更深,甚至出血,常有疼痛。根据裂隙深浅程度可分为 3 度:一度仅达表皮,无出血及疼痛等症状;二度由表皮深入真皮浅层,可有轻度疼痛,但不引起出血;三度由表皮深入真皮和皮下组织,常引起出血和疼痛。

三、诊断及鉴别诊断

根据手足皲裂的临床特点,诊断并不困难,但需与下列疾病鉴别。

(一)手足癣

主要是角化皲裂型手足癣。常局限于一侧掌、跖和指趾间,很少局限于足跟。原发损害为丘疱疹。常有痒感,甚少疼痛与出血。常并发指、趾甲癣。鳞屑直接镜检可找到真菌。

手足皲裂可并发手足癣,二病可互为因果。并发率可达 30%~85%。

(二)手足湿疹

急性或亚急性时原发损害多为红斑、丘疹、水疱等。慢性湿疹常位于掌跖,并累及手足背部,且多伴皮肤粗厚或苔藓化,故二者可鉴别。

(三)鱼鳞病与掌跖角化病

有时在鱼鳞病与掌跖角化病的基础上并发手足皲裂,寒冷季节鱼鳞病加重时,两病伴发率可达24%～47%。

四、治疗

本病的治疗主要是局部外用角质离解剂和保湿剂,使损害处角质水合、软化、滋润,促使皲裂弥合。一般选用尿囊素霜、15%尿素软膏、0.1%维A酸霜或10%硫黄水杨酸软膏、愈裂贴硬膏等。注意宜在温热水浸泡片刻拭干后厚搽。

(一)2%～5%尿囊素霜

2%～5%尿囊素霜是治疗手足皲裂的一种比较理想的药物。临床证实2%尿囊素与10%～20%尿素具有相等的活性,其疗效明显优于15%尿素霜及单纯霜。用1%尿囊素水杨酸复盐霜治疗皲裂,疗效亦优于1%尿囊素霜。

(二)水解明胶霜

水解明胶与尿素均有较强的水合作用,可防止皮肤干燥,加速细胞生长,从而修复和促进裂口的愈合。有人使用水解明胶霜治疗手足皲裂,疗效明显优于常用的尿素脂及硫黄水杨酸软膏。

(三)甘油搽剂

甘油60%、红花油15%、青黛4%、香水1%、75%乙醇,将各药混合调匀外搽,3次/天,可在3～7天内使手足皲裂治愈。

(四)愈裂贴膏

愈裂贴膏是以尿囊素、白及、维A酸及苯丙咪唑掺入普通氧化锌橡皮膏中制成的硬膏剂型。其中2号(尿囊素0.14 g、白及100.0 g)、3号(尿囊素0.14 g、维生素A酸0.12 g、苯丙咪唑1.0 g)对足、手皲裂疗效显著。用药前先用热水浸泡患处,使角质软化,若角质过厚可用刀片削薄,然后按皮损大小剪取大于皮损面积的愈裂膏敷贴,每2～3天更换1次或1次/天。

(五)中药验方

1.白甘寄奴膏

白及、甘草、刘寄奴、甘油、凡士林,按2:1:1:20:20的比例配方。将白及、甘草、刘寄奴分别研粉,凡士林加热熔化,待冷却后,再将上药和甘油、凡士林混合拌匀备用。使用方法:入冬前后经常用热水浸泡手、足,然后涂上药膏。若已生皲裂,先将患处用热水浸泡 20～30 分钟,去污并剪掉硬皮,然后涂上药膏,每天早晚各 1 次,7 天可愈。

2.皲灵膏

当归、生甘草各 30 g,姜黄 90 g,紫草 10 g,轻粉、冰片各 6 g,麻油、蜂蜡适量。将前 4 味药在麻油中浸泡 7 天,然后在炉火上将诸药熬至枯黄,离火去渣滤过,再加入轻粉、冰片(先研末),再投入蜂蜡熔化调匀即可外涂。2～3 次/天,10 天左右渐愈。

3.龙象膏

煅龙骨 60 g,象皮 40 g,珍珠粉 8 g,血竭 6 g,儿茶 6 g,乳香 6 g,没药 6 g。共研细末,过筛。取白凡士林 200 g 加热熔化后,投入上药拌匀,冷却备用。用药前,以温开水洗净皲裂处,薄涂药一层,2～4 次/天,可外用纱布包扎。

4.双白散

白蔹、白及各 30 g,大黄 50 g,焙黄研粉。用法:患处热水浸泡洗净拭干,取上述药少许加适量蜂蜜调成糊状,每天 3～5 次涂抹于患处。

5.皲裂熏洗方

方用地骨皮、白鲜皮。苦参、甘草各 30 g,水煎趁热熏洗,每次浸泡 30 分钟,2 次/天,连用 7 天为 1 个疗程。平时外搽甘草油制备:甘草 100 g,75% 乙醇 200 mL、甘油 200 mL。先将甘草研粉过筛,浸入乙醇内24 小时,滤去甘草,于浸出液中加入甘油混匀即可。

6.养血润肤汤

黄芪、生地黄、熟地黄各 15 g,当归、川芎、麦冬各 12 g,刺蒺藜、首乌藤各 30 g,白芍、桂枝各10 g,甘草 9 g,阴津亏甚者加黄精 10 g,枸杞子 12 g,阳虚气弱者加党参 15 g,淫羊藿 15 g,水煎服,每天 1 剂,10 天为 1 个疗程。药渣煮过后浸泡手足约 20～30 分钟,浅表真菌感染者洗药中加入地肤子 30 g,皂角刺 30 g。

7.麦白膏

麦冬 30 g 浸泡变软后捣烂,加白及粉 30 g,白矾粉 30 g,紫草油 10 g,凡士林 80 g,调成糊状,制好备用。待皮损处用药液浸泡后均匀涂抹,纱布固定,再用一次性手套或脚套封包,每晚更换 1 次。

五、预防

对手足皲裂应防治结合,防重于治。预防措施包括以下几点。

(1)去除引起皲裂的原因,对同时并存的手足癣、湿疹和鱼鳞病等进行治疗。

（2）少用肥皂及碱性物质洗手。

（3）冬季应注意防寒保暖，劳动后用热水浸泡手足，洗净擦干后擦防裂油、蛤蜊油、甘油搽剂和凡士林等保护皮肤。

（4）注意职业防护，尽量避免用手、足直接接触酸、碱、有机溶媒及吸水物质。

第三节 日 晒 伤

日晒伤又称晒斑、日光红斑或日光性皮炎，是由于强烈日光照射皮肤（主要是中波紫外线）后发生的一种急性光毒性反应。临床表现为红斑、水肿，甚至大疱。

一、病因及发病机制

中波紫外线（UVB，$290\sim320$ nm）为本病主要的作用光谱，长波紫外线（UVA，$320\sim400$ nm）也具一定作用。其炎症反应程度与照射时间、环境、肤色深浅、体质等因素有关。人体受到的紫外线照射除来自太阳直射外，还有部分紫外线来自沙、冰雪、水面的反射作用，并随纬度增高而增加。夏季、热带紫外线强度大。UVB、UVA 在日晒伤中最重要的作用方式是直接损伤 DNA，其次是间接氧化损伤。紫外线作用人体皮肤，严重者可导致局部器官或系统性免疫抑制。在分子水平，可造成 DNA 损伤并产生一些光产物，通常需要核苷酸切除来修复。紫外线可使表皮角质形成细胞结构、功能发生改变，所释放的各种炎症介质如前列腺素（PGE_2、PGF_{2a}）、组胺、血清素和激肽等激发炎症反应，尤其是前列腺素，在血管扩张中起重要作用，导致红斑发生。

二、临床表现

春夏季多见。妇女、儿童或浅肤色的人及长期从事室内工作突然曝晒的人易发生。日晒后经数十分钟至数小时潜伏期，暴露部位出现境界清楚的红斑、水肿，灼痛，至 $12\sim24$ 小时后达到高峰。轻者 $1\sim2$ 天内红斑逐渐减轻或消退.继之脱屑而留有色素沉着。重者出现弥漫性水肿并发生水疱、大疱、糜烂、结痂。一周左右消退，遗留色素沉着或色素减退。自觉局部灼痛、瘙痒感。重者可出现全身症状，如发热、头痛、恶心、心动过速，甚至出现中暑、休克等症状。

紫外线照射后，皮肤色素改变呈双相变化，即速发色素加深和迟发黑素形成。前者在 UVB、UVA 和可见光照射后迅速发生,由存在于皮肤的黑素发生变化所致;迟发性晒黑在 UVB 照射后 2～3 天开始出现,并持续 10～14 天。

急性晒伤可作为一些光促发性疾病的激发因素,如单纯疱疹、红斑狼疮、多形性日光疹、迟发性皮肤卟啉病、日光性荨麻疹、多形红斑和白癜风等的发生、复发和加剧。

三、组织病理

表皮内出现晒斑细胞,即角化不良细胞,胞浆均质红染,核固缩或核溶解、碎裂。可成簇或融合成片;表皮内有海绵形成、角质形成细胞空泡化。真皮炎症轻,乳头层和血管周围水肿,中性粒细胞浸润。

四、诊断与鉴别诊断

有过度日晒史,暴露部位皮肤出现红斑、水肿或水疱,逐渐消退而遗留色素沉着,自觉灼痛,与季节有明显关系,一般容易诊断。必要时结合组织病理,在表皮内见到日晒伤细胞。本病应与下列疾病进行鉴别。

(一)接触性皮炎

有明确接触刺激物史,与日晒及季节无关,皮疹发生于接触刺激物部位。斑贴试验确定致敏原,可资鉴别。

(二)烟酸缺乏症

除日晒部位外,非曝光部位亦可发生红斑,皮肤粗糙而缺乏弹性,角化过度,并有腹泻和神经精神症状。

五、预防和治疗

(1)经常参加室外活动,使肤色逐渐加深,以增强皮肤对日晒的耐受性,是预防本病发生的关键。

(2)避免日照强烈时(上午 10 时至下午 2 时)外出,可采取少量多次的室外活动,对日光感受性较强的人,外出时穿长袖衣衫、戴宽边帽、撑伞、戴手套。

(3)外用遮光剂。如 5％对氨基苯甲酸(PABA)乳剂或酊剂、5％二氧化钛霜、10％氧化锌霜等。

(4)局部治疗:以消炎、安抚、止痛为原则。一般外用炉甘石洗剂,严重者可用冰牛奶、1％～3％硼酸溶液或生理盐水冷湿敷,每 2～3 小时湿敷 20～30 分钟,可起到明显的缓解作用。之后可外用糖皮质激素霜或 2.5％吲哚美辛溶液,对局部红肿热痛有明显减轻作用,但不宜大面积使用。近年来发现绿茶多酚有光保护作用,可减轻 UVA 和 UVB 引起的红斑反应,使晒斑细胞数减少,保护朗格汉斯细胞及 DNA 免受日光损伤。

(5)全身治疗:适于有全身症状者,可口服抗组胺剂及少量镇静剂,若灼痛明显者,酌加消炎止痛药。对于严重日晒伤,可给予糖皮质激素,以防止 UVB 引起的损伤,并给予补液及其他对症处理。

第四节　放射性皮炎

放射性皮炎是由于放射线(X 线、β 射线、γ 射线及中子)照射引起的皮肤和黏膜的炎症性损害。

一、病因及发病机制

各种类型的电离辐射均可使皮肤产生不同程度的反应,其中特别是 β 射线、γ 射线和 X 线及电子、核子和质子的放射。它们对生物组织损伤的基本病变是一致的,即细胞核的 DNA 吸收了辐射能,导致可逆或不可逆的 DNA 合成和细胞分化两方面的影响,引起一系列皮肤反应和损伤,可继发坏死、溃疡。本病主要见于接受放疗的患者,放疗时未严格掌握指征(如治疗神经性皮炎、慢性湿疹及瘢痕疙瘩等),剂量控制不当,或癌肿患者反复接受治疗,使累积剂量过大。

也可发生在使用 X 线机、钴源或加速器的工作人员,在检修、调试或使用过程中防护不严格或违章操作;或发生意外事故,如核电站、核反应堆、核燃料处理过程中皮肤意外地受到裂变产物严重污染;或采用开放性放射性核素的工农业及医疗单位使用不当等。放射性皮炎的程度和过程,与放射线的种类(性质)、照射剂量、面积、照射时间长短、照射部位、年龄、性别及个体差异等有关。

二、临床表现

人体各组织中,皮肤对电离辐射的敏感性明显大于肌肉、骨骼,但远低于造血和生殖系组织。对皮肤的损伤可分为急性、慢性和晚期放射性损伤所致的并发症 3 组。

(一)急性放射性皮炎

往往由 1 次或多次大剂量放射线引起,但敏感者即使剂量不很大也可发病,潜伏期一般为 8～20 天。按皮肤损伤的程度临床上分为 3 度。

1.Ⅰ度(红斑反应)

皮肤 1 次受 4.5～6.3 Gy X 线或 9 Gy γ 射线所致的损伤。照射后 3～4 小时局部出现刺痒和烧灼感,出现轻度水肿和界限清楚的充血性红斑(假性红斑)。持续 1～7 天后红斑暂时消失进入假愈期。照后 2～3 周上述症状重现而明显,可出现持久性红斑(真性红斑),呈棕褐色,局部轻度肿胀,于毛囊口更为显著,可发生干性脱皮及脱毛。3～6 周后红斑区片状脱屑,色素沉着。一般无功能障碍。

2.Ⅱ度(水疱反应)

皮肤 1 次受 6.8～9 Gy X 线或 13.5 Gy γ 射线照射后数天所致。早期反应与Ⅰ度的假性红斑相似,假愈期一般在 2 周以内,照后 3 周出现显著急性炎症性水肿样紫红斑,照射部位瘙痒,疼痛剧烈。约经数天迅速发生水疱,疱破后形成糜烂面,若继发感染则不易愈合。毛发脱落为永久性。附近淋巴结肿大并触痛。经 2～3 个月痊愈,留有色素沉着、色素脱失、毛细血管扩张和皮肤萎缩等。

3.Ⅲ度(溃疡坏死反应)

皮肤 1 次受 9～13.5 Gy X 线或 18 Gy γ 射线照射后,可产生溃疡,坏死性皮肤损伤,甚至累及皮下组织、肌肉及骨骼。照后初期损伤部位烧灼、麻木感、疼痛、肿胀和红斑等均明显,附近淋巴结肿大伴触痛。假愈期在 1 周以内,若照射剂量甚大时,可无假愈期而进入症状明显期。此时红斑呈紫蓝色,伴色素沉着。继而很快产生水疱和组织坏死,水疱破溃后出现糜烂面或圆形溃疡,溃疡深度不定,一般可穿通皮肤达肌肉,直至骨组织。自觉剧疼,很难愈合。继发感染时更为明显。损害严重者大血管闭塞,肢体发生干性坏疽。愈后形成萎缩瘢痕、色素沉着或脱失和毛细血管扩张。皮肤附件遭破坏,不再恢复,伴有功能障碍。

4.Ⅱ、Ⅲ度可伴全身症状

如头痛、头晕、精神萎靡、食欲缺乏、恶心、呕吐,腹痛、腹泻、出血及白细胞数减少,严重者易发生败血症而危及生命。

(二)慢性放射皮炎

慢性放射皮炎多为长期、反复小剂量放射线照射引起,或由急性放射性皮炎迁延而来。潜伏期数月至数年。表现为皮肤干燥萎缩,皮脂腺及汗腺分泌减少,甚至皲裂或呈蒜皮样裂开,或硬结性水肿,毛发脱落永不再生。甲皱襞微循环改变,指甲晦暗、变脆、粗糙、失去光泽,并出现裂纹,甚至脱落。皮肤色素沉着或脱失,皮下血管或毛细血管扩张。局部皮肤有时因纤维组织增生而变硬,病理学特征为显著的增生和变性,并有持久性、反复性和区域性等特点。

(三)晚期皮肤放射性损伤所致的并发症

1.恶变

晚期放射性皮炎局部恶变的发生率据统计为 10%～29% 或更高,一般很少转移。照射与肿瘤发生之间的潜伏期 4～40 年,平均 7～12 年,发生率随时间的延长而有所增加。恶变最常见为基底细胞癌,其次为鳞癌、其他尚有 Bowen 病、纤维肉瘤、假肉瘤、骨肉瘤、恶性黑素瘤等。

2.坏死性溃疡

坏死性溃疡可在严重急性反应之后或在照射数年后发生;也可在晚期放射性皮炎暴露于剧冷环境、过度日晒、直接创伤后促发。溃疡特点:边缘鲜明,痂皮脱落后基底清洁,极度疼痛,有时呈持续性痛,自发性痊愈常需数周、数月或更久,且所产生瘢痕组织常易再次崩溃,严重者溃疡顽固持久,难以愈合。

3.其他

如在皮肤癌放疗后出现良性自愈性假上皮瘤性肉芽肿性损害,又如在眼睑癌放疗后引起的眼睑膜白斑等。

三、诊断及鉴别诊断

本病的诊断主要根据射线接触史和放射线损伤后固有的临床特点。长期从事放射工作或接触放射性物质的人员,以及皮肤急性放射性损伤半年未愈,皮肤出现脱毛、干燥、脱屑、萎缩变薄、色素沉着与脱失相间或溃疡顽固不愈者,应诊断慢性放射性皮炎。

急性放射性皮炎应与Ⅰ度、Ⅱ度烧伤、日光性皮炎及丹毒相区别。慢性放射性皮炎应与神经性皮炎、慢性湿疹、表皮角化增生症或其他原因造成的慢性溃疡相区别。

四、治疗

皮肤放射性损伤的临床治疗是个较困难和复杂的问题。尤其是核事故所致急性放射性皮肤损伤,起病急,患者多,伤情复杂。因此,应准确判断皮肤放射性损伤的程度(面积与深度的判断),治疗越早越好。

(一)现场应急处理

发生意外放射线照射后,应迅速脱离放射源或沾染区。凡怀疑或已受到放射性物质沾染时,脱离现场后应迅速进行全身洗消,注意消除头、耳后、颈项、指甲缝、足踝等隐蔽部位的灰尘和污垢。全身除沾染后,对受照区皮肤要注意保护,必要时以无菌敷料包裹,以防止遭受搔抓摩擦等刺激或其他损伤。

(二)局部治疗

1. Ⅰ度创面

受损皮肤应避免搔抓、摩擦等机械刺激,防止紫外线和红外线照射,禁止使用刺激性较强的药物。红斑局部外用扑粉、炉甘石洗剂、止痒清凉油、氢地油、5%的苯海拉明霜或冷湿敷,可达到止痒,减轻皮肤红肿和灼痛等症状的目的,晚期可用复方甘油、冰蚌油等中性油质制剂,以滋润皮肤,防止干燥。

2. Ⅱ度创面

初期和假愈期处理原则及措施与Ⅰ度相同,若灼痛重者,可用1%普鲁卡因注射液做环状封闭和服用抗组胺类药物。水疱常出现于照射后10～25天,应积极处理创面,以预防和减轻感染,加速创面愈合。对完整、散在的小水疱一般尽量保留疱皮让其自行吸收。大水疱或张力大的小水疱可在无菌操作下低位穿刺引流,加压包扎。但水疱周围有炎症反应或水疱破溃时,应剪除疱皮。可先用溃疡油、复生膏、维生素 B_{12} 等换药。渗出较多、有继发感染时,可应用庆大霉素、卡那霉素等抗生素溶液湿敷,或与上药交替应用。对后期以萎缩、干燥为主的慢性放射性皮炎,可选用止痒清凉油、溃疡油、獾油、冰片蛋清或冰片蛋白油等药物滋润、营养皮肤。有过度角化或疣状增生时,可用5%～10%氟尿嘧啶软膏或中草药泡洗。

3. Ⅲ度创面

糜烂和溃疡治疗较困难和复杂。早期红斑与水疱处理同Ⅱ度损伤,在反应期治疗原则以镇静、止痛、控制创面感染、促进溃疡愈合为主。糜烂面可外搽1%龙胆紫,或用3%硼酸溶液、醋酸铝溶液及维生素 B_{12} 溶液湿敷;皮肤溃疡可选用抗生素软膏、10%鱼肝油软膏、33%蜂蜜软膏或1%樟脑软膏,并可佐以物理治疗。局部疼痛剧烈时,可用1%普鲁卡因注射液做离子导入,必要时可用0.5%普鲁卡因注射液做近端动脉内注射,每次以 10 mL 为宜,可达到一定的止痛效果。近年国外报道用人重组血小板衍生生长因子(rhPDGF)凝胶外用放射性皮炎的慢性溃疡获得较好疗效,可连续应用数月。

(三)物理治疗

常用氦氖激光照射,用于慢性溃疡。每次 10～30 分钟,15 次为 1 个疗程。

(四)手术治疗

对于局部皮肤放射损伤,近年来国内外多主张采取局部扩大切除,以组织移植修复的手术来治疗皮肤严重放射损伤。

1.手术指征

各部位的急、慢性Ⅲ度损伤、坏死和溃疡超过 3 cm 者;功能部位(如手)的急、慢性Ⅱ度损伤,早期手术可防止关节畸形,以保证功能的恢复;慢性期、慢性皮炎的溃疡与瘢痕;发生癌变者。

2.手术时机

根据受照射剂量,判断可能损伤深度,坏死、溃疡的境界基本清楚即可采取手术治疗。一般在伤后1~2 个月(即反应期达高峰后)。

3.切除范围和深度

尽量将照射区域中损伤的组织全部切除,以 1 次彻底切除为好。一般切除范围应超过损伤边缘0.5~1 cm,否则损伤组织边缘供血不足,使移植的皮片或皮瓣与创缘愈合不良而发生手术后裂开等并发症,影响皮瓣成活及伤口愈合。切除深度应包括所有受照射后坏死、变性组织,对瘢痕或溃疡组织应做彻底扩创术,使创底和创缘组织柔软,富有血供的正常组织。

4.切除后创面的修复

损伤区及溃疡切除后,大多数创面都不能直接合拢缝合,常常需要采用皮肤组织移植的方法来修复。可根据损伤深浅、创面大小及患者的全身情况等合理选择最佳方法来修复缺损区。目前的修复组织有皮片、皮瓣、带血管蒂的皮瓣、肌皮瓣、肌瓣和大网膜等。

5.有关截肢(指或趾)问题

肢体大剂量照射后严重放射损伤或发生恶变时,应考虑截肢(指或趾)手术。有人主张无论哪种射线,局部照射剂量超过 100 Gy 时,以早期做截肢术为妥。截肢时,应注意判断损伤范围,截除平面应超过损伤边缘 3~4 cm,防止损伤区截除不彻底,术后继续坏死或伤口愈合不良。

(五)高压氧治疗

高压氧治疗具有抗菌、调节机体免疫系统、促进溃疡愈合的作用。

(六)全身治疗

1.饮食营养及支持疗法

给予高蛋白、高维生素饮食。胃肠功能紊乱时,应给予流质饮食,完全不能进食时,可通过静脉输注葡萄糖、极化液与能量合剂、氨基酸等。必要时采取全胃肠道外营养疗法(即静脉高价营养)。白细胞下降、出血者可输血。

2.维生素类药物

维生素具有调节物质代谢和改善组织营养作用。因此,除膳食中补充外,还应大量口服多种维生素,如维生素 AD 丸、B 族维生素、维生素 C 及维生素 E。

3.改善微循环药物

可口服或静脉输注复方丹参、低分子右旋糖苷等药物以改善局部和全身微循环。

4.抗生素应用

单纯皮肤红斑反应可不用抗生素。反应期有广泛水疱或坏死创面时,应选用有效抗生素,防止感染。可根据创面的细菌培养和药敏试验结果选用极度敏感或敏感抗生素。

5.纠正水、盐、电解质紊乱和维持酸碱平衡

大面积皮肤损伤时,组织细胞大量破坏,创面大量渗出,再则患者呕吐、腹泻,不思饮食,易造成水、电解质紊乱和代谢性酸中毒,甚至发生休克,因此应根据血液生化检查结果,随时补充适量水、盐、各种电解质和碱性药物。发生休克者,应积极采取抗休克措施。

6.抗组胺类药物或糖皮质激素

为抑制急性放射性皮炎的红肿、灼痛炎症反应,可早期使用抗组胺类药物。必要时可采用糖皮质激素,如泼尼松口服。

7.镇静、止痛

可口服或注射地西泮、布桂嗪、阿法罗定或哌替啶等。重者可应用冬眠合剂。

五、预防

(1)对放射源要严格管理、妥善保管和定期检查。

(2)从事放射线工作者应加强防护措施,严格遵守操作规程。

(3)普及放射性核素知识,使用人员一定要经过专业培训。

(4)在使用 X 线机、荧光屏下探查异物和骨折复位固定时,工作人员的手要避免长时间直接暴露在 X 线照射下操作,一定要戴铅手套。

(5)良性疾病放疗时,应该考虑电离辐射的晚期效应,慎重权衡其利害关系。

(6)肿瘤放疗时,应准确掌握治疗剂量,应避免照射剂量过大。病变广泛者,应分期分批照射治疗。

(7)从事放射性物质和仪器的生产、维修和使用人员应定期体检,发现有病

变倾向者应及时休息,对病情较重者应考虑调换工作。

(8)发生核意外事故时,应立即进行现场应急处理,以防止进一步加重病情。洗消和保护皮肤创面后,迅速送医院治疗。

第五节　多形性日光疹

多形性日光疹发生于日光暴露部位,表现为多形性皮疹、反复发作的光感性慢性炎症性疾病。大多数病例的致病光谱在 UVA 范围内,但有的病例对 UVB 或既对 UVA 又对 UVB 致病。发病与季节有明显关系,春季症状加重,秋冬自行减轻或消退,来年又可复发;病程长短不一,经过慢性,自觉瘙痒,可持续多年。部分有家族光敏史。

一、流行病学

(一)发病率

多形性日光疹为最常见的光敏性皮肤病。发病率在波士顿为 10%,伦敦为 14%,瑞典为 21%。平均发病年龄 23 岁,女性多见。所有人种均可发生,但常见 SPT Ⅰ、Ⅱ、Ⅲ 和 Ⅳ 的人群,美国印第安人(北美和南美)易发生光化性痒疹,为多形日光疹的遗传。

(二)地理分布

多形日光疹在全年有强烈日光照射地区少见,适应持续日光照射的个体亦少发生。事实上,多形日光疹多见于冬季首次北纬地区来热带地区短暂旅行的北方人。

二、病因与发病机制

病因目前尚不清楚。目前一般认为由日光诱发的迟发型超敏反应介导,且致病光谱较宽,UVA、UVB 和可见光均可。其发生也可能与遗传、内分泌、微量元素、代谢异常等有关。

三、临床特点

多发于春夏季,好发于成年人,一般日晒后几小时或 4～5 天后发病,常于面颊、鼻背、颈部、胸上部"V"形区、前臂、手背等曝光区发生多形性皮疹,也可发生在非暴露部位如肩、上臂、股、小腿等处。皮疹常以一型为主。根据皮疹主要形态,一般分为斑块型、多形红斑型、湿疹型、痒疹型和荨麻疹型。

(一)斑块型

损害特点是红色或暗红色片状或稍隆起的浸润性斑块,2～5分硬币大小,严重而长久者周围毛细血管扩张或皮肤异色症状改变。消退后遗留色素沉着或减退。自觉剧痒。本型多见。

(二)多形红斑型

损害为大小不等,境界清楚的红色、暗红色水肿性斑丘疹,似虹膜样,消退后遗留色素沉着。

(三)湿疹型

局部水肿明显,其表面可见密集的丘疹,水疱或糜烂、渗出、结痂及脱屑,如湿疹样外观,自觉剧痒。本型亦多见。

(四)痒疹型

面部及上肢曝光部位皮肤发生红斑、米粒至绿豆大小丘疹、结节,日久局部皮肤苔藓样变,自觉瘙痒,消退后遗留色素沉着。本型少见。

(五)荨麻疹型

荨麻疹型也称日光性荨麻疹,常发生于30或40岁后,日晒后起刺痒性风团,10～15分钟达高峰,伴寒战、疲倦乏力、眩晕、腹痛等症状。持续1～2小时后消退。

四、组织病理

特征性改变为真皮乳头高度水肿,苍白淡染,真皮浅层及深层血管周围有以淋巴细胞为主的混合类型炎症细胞浸润。但多形日光疹组织病理如同临床一样,可以多变,有的可见表皮海绵水肿,表皮内水疱及个别坏死的角质形成细胞,有的仅有浅层及深层血管周围炎,而无明显的乳头水肿。

五、实验室检查

用人工紫外线光源作皮肤敏感试验显示对UVB敏感,偶尔对长波紫外线敏感。

六、诊断和鉴别诊断

主要根据发生于青年女性曝光部位的多形性皮损,但以某一类型为主进行诊断,常反复发作,可有光斑试验阳性、紫外线红斑试验异常反应。

本病应与湿疹、慢性光化性皮炎、盘状红斑狼疮等进行鉴别。

(一)湿疹

皮损多型性,可见与非暴露部位或全身,与日光、季节无明显关系。

(二)慢性光化性皮炎

主要发生于 50 岁以上男性,病情持久,可由春夏持续到冬季,可见于非曝光部位。

七、治疗

(一)避免日晒

必须告诉患者在发病季节尽量避免日晒,在发病季节前让患者逐渐增加日晒量,以提高皮肤对日晒的耐受。

(二)局部治疗

原则是遮光、止痒及消炎。

(1)15%氧化锌软膏,为反射性遮光剂,每天 2 次或外出前外用。

(2)2%二氧化钛霜,亦为反射性遮光剂,每天 2 次或外出前外用。

(3)4%二苯甲酮洗剂或霜,每周 2～3 次外用,可遮蔽 UVA、UVB。

(4)5%～10%对氨基苯甲酸(PABA)酊或乳剂,2～3 次/天外用。

(5)二羟基丙酮及萘醌洗剂,每天 2 次,效果好。

(6)糖皮质激素常用曲安奈德霜,2～3 次/天外用。艾洛松,2～3 次/天外用。

(7)曲安奈德 5 mg/mL 于慢性苔藓化及斑块性皮损的皮下或皮内注射,每周 1 次。

(8)其他,可外用水杨酸或肉桂酸盐制剂等。

(三)全身治疗

1.抗组胺剂

常用赛庚啶,剂量2～4 mg,2～3 次/天口服;氯苯那敏4～8 mg,2～3 次/天口服;西替利嗪10 mg,每天一次口服。

2.抗疟药物

氯喹 125 mg,2～3 次/天口服,病情控制后减至每天 1 次,氯喹可引起眼损害,可发生不可逆的视网膜病,用前行眼科检查,定期复查;硫酸羟氯喹,

200 mg,每天 2 次,治疗 1～2 周后每 2～4 天递减药量1次,或 200 mg/d,1～2 周后病情可控制。可间断治疗 1～2 年。羟氯喹对眼毒性轻,而适合于每年 6～8 月份重复治疗,每天服 400 mg,1 月后改为每天 200 mg,但也需要行眼科检查。

3.糖皮质激素

用于皮损严重者,尤其湿疹样改变。常用泼尼松 30～40 mg/d,1 周,病情控制后逐渐减量至停药。或用地塞米松 5～7.5 mg,加入 5%葡萄糖液 250 mL 或 500 mL 内静脉滴注,每天 1 次,1 周后逐渐减量。

4.硫唑嘌呤

国外学者认为此药是治疗本病最有效的药物,对严重高度光敏者及湿疹样患者最有效。剂量 50 mg,每天 2 次,一般 2～4 个月病情可缓解,少量用 6～8 个月可停药。用药期间定期复查白细胞、血小板及肝功能。

5.β-胡萝卜素

可减少游离射线并减少氧活性,剂量小儿每天 30～90 mg,成人每天 90～180 mg,分服。

6.沙度利胺

口服剂量每天 150～200 mg,并持续 2～6 个月。可试用于严重者。孕妇禁用。

7.对氨基苯甲酸

0.3 g,每天 3 次,口服连续 6 周以上。

8.维生素类

维生素 B_{12} 0.5 mg,每天 1 次,肌内注射;维生素 C 0.2 g,每天 3 次口服;维生素 B_6 20 mg,每天 3 次口服;菸酰胺 500 mg,每天 3 次口服,可阻抑或减弱光敏反应,如用 0.9～1.2 g/d,对重症病例有效,有人用超大剂量 3～5 g/d 口服,与氯喹疗效相当,且无不良反应。

(四)物理疗法

8-甲氧补骨脂素(8-MOP)和长波紫外线(PUVA)照射,对活动期疾病有效。成人照前 2 小时口服甲氧沙林片 5 片,PUVA 照射从最小光毒量或 1 J 开始。如在春夏季前照射亦有预防作用。如用 UVA、UVB 照射亦有预防作用。

(五)中医药治疗

1.内用

本病可分为 4 型辨证论治。

(1)血热淤阻型：多见于斑块型，治宜凉血活血，方用凉血五花汤或皮炎汤加减。

(2)风热夹湿型：多见于多形红斑型，治宜清热祛风燥湿，方用荆防汤加减。

(3)肝胆湿热型：多见于湿疹型，治宜清热除湿。方用龙胆泻肝汤或利湿清热方加减。

(4)肝郁血瘀型：多见于痒疹型，治宜舒肝活血，方用丹栀逍遥散合桃红四物汤加减。

2.外用

重症有水疱渗出者马齿苋煎水冷敷；轻者外涂清凉油或外用甘草油后，扑止痒粉或如意金黄散、化毒散或鲜马齿苋或鲜白菜帮捣烂调成糊状外用。

八、卫生宣教

(1)避免午间阳光，最重要的是上午 9 时至下午 4 时(或上午 10 时至下午 3 时)期间避免曝光，可减少大部的 UVB 辐射，这对于 UVB 敏感者有效，但对 UVA 敏感者无意义。另外，应穿保护性衣服，戴编织紧密的帽子(草帽或凉帽)，手套是很重要的。尤其对职业原因不能避免日光照射及对光极敏感患者更为重要。

(2)经常进行户外活动(上午 9 时前，下午 4 时后，接受小量 UVB 照射)，逐步提高机体对紫外线耐受性。

九、预后

病程慢性，可复发，每个季节可能加重。虽然有些患者夏末可出现耐受，但次年春季或者患者冬季旅行至热带地区仍可发生。然而，数年后，损害可自发改善，甚至不复发。

第五章　结缔组织疾病

第一节　混合性结缔组织病

混合性结缔组织病(mixed connective tissue disease,MCTD)是 Sharp 等于 1972 年提出的一种独立的疾病,在临床上同时或相继出现红斑狼疮、皮肌炎、硬皮病等结缔组织病的不全或不典型表现的混合。血中有高滴度的斑点型抗核抗体和抗核糖核蛋白(nRNP)抗体,好发于 30 岁左右女性,很少累及肾脏,预后较好。

一、病因与发病机制

中医认为本病的病机为:①正气不足,或失于调养,寒邪侵袭,阻于经脉,营卫不和。②脾肾阳虚,寒湿内生,凝滞经脉。③肝肾阴虚,虚热灼津,阴血不足,络脉不畅,气血瘀滞而发本病。

西医认为本病病因尚不十分清楚。可能是由于病毒感染等有关因素的作用使细胞损伤,释放可浸出核抗原(ENA),其中主要为 nRNP 和 Sm 抗原等,进入血流后产生抗体及免疫复合物,沉积在各组织器官而致病。

二、临床表现

(一)皮损特点

雷诺综合征是本病的早期症状之一,占 85% 左右,淋巴结肿大,手部呈弥漫性肿胀、紧张,呈腊肠样,亦可伴发面部肿胀发亮。手指尖变细,指端可发生糜烂、溃疡。亦可有全身硬皮病样改变。关节伸侧有萎缩性红斑,眼睑、胸部有淡紫色斑。面颊和甲周围出现毛细血管扩张,四肢近端肌肉有压痛。在曝光部皮肤有红斑狼疮样皮疹,头部可有弥漫性脱发。

(二)全身症状

典型症状为发热、多关节痛、关节炎和雷诺征。消化道损害主要症状为食管功能障碍,多数是食管下 2/3 蠕动减低;呼吸系统损害表现为肺活量减低,胸闷,胸痛,呼吸困难,X 线片显示广泛性间质浸润,亦可见胸膜炎及肺纤维化;心脏损害可见心包炎、心肌炎、心律失常,严重者可导致充血性心力衰竭、主动脉瓣闭锁不全,心电图显示心肌损害、左心室扩大;神经系统改变可见三叉神经痛、血管性头痛、无菌性脑炎、癫痫发作,严重者可出现脑血栓、脑出血或精神病样综合征。亦可出现多发性外周神经病变。肾脏损害一般较少见,或症状较轻,亦可出现干燥综合征、桥本甲状腺炎、肝大、脾大等。

三、实验室检查

50%有高滴度类风湿因子,高 γ-球蛋白血症,30%有血清补体轻度至中度降低。

MCTD 患者的典型血清学特征:高滴度荧光抗核抗体,呈斑点型;ENA 抗体;抗细胞核蛋白(RNP)抗体;MCTD 患者的抗 RNP 抗体具有特异性,其他自身抗体无特异性。

四、诊断

根据典型重叠的结缔组织病临床特征和高滴度的 RNP 抗体即可诊断本病。有些患者症状轻微,但随着 RNP 抗体测定的广泛开展,高滴度 RNP 抗体阳性而临床表现较少的患者,大多数将出现 MCTD 的相符症状和体征。

五、治疗

(一)糖皮质激素(简称激素)

对关节炎、皮疹、浆膜炎、肌炎、贫血、白细胞减少和肾炎疗效良好;对间质性和限制性肺病变可能有效,亦可无效。

(二)非激素抗炎药

布洛芬、萘普生对轻度关节炎有效。

(三)抗疟药

如氯喹,对皮肤损害有效。

(四)环磷酰胺

对肾炎有效,可用静脉冲击,按体表面积 $0.5\sim1.0\ g/m^2$,每月 1 次,合用小剂量激素控制肾外症状。

第二节　红斑狼疮

一、系统性红斑狼疮

系统性红斑狼疮(systemic lupus erythematosus,SLE)是一种自身免疫性结缔组织病,由于体内有多种自身抗体和免疫复合物,造成组织损伤,临床表现为多脏器损害的症状。本病女性约占 90%,常为育龄妇女。

(一)流行病学

绝大多数患者为 30~40 岁青壮年,近亲发病率高达 5%~10%。我国统计资料显示患病率为70/10 万人,10 年生存率为 80%。本病病程中可有自然缓解和加剧相交替。

(二)病因

病因未明,可能与遗传、环境和性激素有关。

1.遗传素质

研究表明,SLE 是一种多基因遗传性疾病。同卵双胎者发病率约为 14%~57%;患者家族中患 SLE 者可高达 13%;SLE 的易感基因,如 HLA-DR_2、DR_3 等,在患者中的发生频率明显高于正常人。

2.环境因素

日光、紫外线、某些化学药品(如肼屈嗪、青霉胺、磺胺类等)、某些食物成分(如苜蓿芽)都可能诱发 SLE。

3.性激素

研究发现,本病育龄妇女与同龄男性之比为 9∶1,而在绝经期男女之比仅为 3∶1;SLE 患者体内雌激素及其代谢产物增加;妊娠可诱发 SLE,与妊娠期性激素水平改变有关。

(三)发病机制

SLE 具体的发病机制仍未完全清楚。可能是在上述因素的影响下,促发了异常的免疫应答,使体内产生大量的免疫复合物和多种自身抗体,引起组织损伤。多数学者认为 T 辅助淋巴细胞的功能亢进促进 B 淋巴细胞功能增强而产生多种自身抗体是 SLE 的免疫学特点,也是本病发生和发展的主要因素之一;也与细胞因子异常、淋巴细胞凋亡异常等多种因素有关。

多种自身抗体与相应抗原形成的免疫复合物沉积在各组织、器官,引起病理损害。如抗 ds-DNA 抗体与循环中相应抗原结合成免疫复合物后,可沉积于肾小球;或 DNA 与肾小球基底膜结合后再与循环中抗 ds-DNA 抗体结合形成原位免疫复合物,引起炎症反应,发生狼疮肾炎。针对自身血细胞的自身抗体,可使血细胞损伤而减少。免疫复合物亦可沉积在小血管壁,造成血管炎,导致各组织和器官发生病变,故免疫复合物的形成及沉积是 SLE 发病的主要机制。

(四)病理

本病的基本病理变化是结缔组织的黏液性水肿、纤维蛋白样变性和坏死性血管炎,疾病早期为黏液性水肿;纤维蛋白样变性是自身免疫球蛋白、补体和 DNA 等及纤维蛋白混合构成的嗜酸性无结构物质;中、小血管壁的结缔组织发生纤维蛋白样变性、坏死、血栓形成、出血等病变,形成坏死性血管炎。受损器官的特征性改变:①苏木素小体,是细胞核变性固缩形成的嗜酸性团块。②"洋葱皮样"病变,即小动脉周围有显著向心性纤维组织增生,尤以脾脏中央动脉为明显。心、肺、肝、肾、神经系统等器官均可出现上述基本病理变化。心瓣膜的结缔组织反复发生纤维蛋白样变性,可形成赘生物。

肾组织几乎都有病变。表现为弥漫性系膜细胞增生,免疫荧光见系膜有免疫球蛋白(Ig)和补体沉积;少数肾小球有节段性细胞增生,常伴有纤维素样坏死;系膜和内皮细胞弥漫性增生同时有膜增生性病变,新月体形成,"铁丝圈"病损(内皮下沉积物)和苏木素小体;晚期肾小管间质常有炎症、坏死和纤维化病变。

(五)临床表现

SLE 临床表现复杂多样,早期仅侵犯 1～2 个器官时,表现不典型,侵犯多个器官则使临床表现复杂。大多数患者呈缓解与发作交替过程。

1.全身症状

活动期患者大多数有全身症状。约 90% 的患者有发热,尤以长期低、中等度热常见。此外,疲倦、乏力、体重减轻等亦常见。

2.骨关节和肌肉

约 85% 的患者有关节痛,最常见于指、腕、膝等关节,多为不对称的多关节痛,呈间歇性。伴红肿者较少。关节 X 线片大多正常。约 40％可有肌痛,5％可有肌炎。

3.皮肤与黏膜

约 80％的患者在病程中有皮肤损害;约 40％的患者面部有蝶形红斑,偶为盘状红斑;约 60％的患者有局限性或广泛斑丘疹,有痛痒感,多见于日晒部位,有时出现水疱、大疱和血疱等,大疱破后可形成糜烂和溃疡;约 40％的患者有光过敏现象,有时可见瘀点、瘀斑,少数患者可有口腔黏膜点状出血、糜烂或溃疡、雷诺现象、脱发等。

4.肾

约 75％的患者有临床表现,以慢性肾炎和肾病综合征者较常见。早期多表现为尿异常,随病程进展,患者可出现大量蛋白尿、血尿、管型尿、水肿和高血压等;晚期发生尿毒症,是 SLE 死亡的常见原因。

5.心血管系统

约 30％的患者有心血管表现,其中以心包炎最常见,多为纤维素性心包炎,也可为心包积液。患者有心前区疼痛或不适,有心包摩擦感,超声心动图可帮助诊断。约 10％的患者有心肌炎,可有气促、心前区不适、心律失常,心电图有助于诊断。部分还可发生血栓性静脉炎等。

6.呼吸系统

约 35％的患者有胸膜炎,多为干性,也可为胸腔积液,多为少量或中等量积液,单侧或双侧。少数患者可发生狼疮肺炎,表现为发热、干咳、气促等。X 线可见肺部片状浸润阴影,多在双下肺。偶见肺间质病变,可引起肺不张,甚至呼吸衰竭。

7.神经系统

可累及神经系统任何部位,但以中枢神经系统最多见。患者可发生各种精神障碍,如躁动、幻觉、猜疑、妄想等。如中枢神经系统受累(脑膜炎、脑炎、脑血管意外、蛛网膜下腔出血等),临床表现常有颅内压增高、颈强直、惊厥、昏迷、瘫痪等。脑神经也可受累,约 15％的患者出现癫痫发作。

8.消化系统

约 30％的患者有食欲减退、恶心、呕吐、腹痛、腹泻、腹水等。腹痛可能与腹膜炎、肠炎、肠系膜炎或腹膜后结缔组织病变有关。部分患者可有肝大、黄疸及血清转氨酶升高。少数可发生急腹症,如胰腺炎、肠穿孔、肠梗阻等,往往是 SLE 发作的讯号。

9.血液系统

慢性贫血常见,多为正细胞性正色素性贫血,可表现为自身免疫性贫血。约40%的患者白细胞数减少或淋巴细胞绝对数减少。约20%的患者有血小板计数减少,临床表现为不同程度的出血。约20%的患者有无痛性轻、中度淋巴结肿大,以颈部和腋下为多见,常为淋巴组织增生所致。约15%的患者有脾大。

10.眼

约15%的患者有眼底变化,如眼底出血、视盘水肿、视网膜渗出物等,其原因是视网膜血管炎,影响视力,严重者可在数天内致盲,如及时抗狼疮治疗,多数可逆转。有继发性干燥综合征者可出现干燥性角膜炎。

(六)实验室和其他检查

1.一般检查

血、尿常规的异常如前所述。红细胞沉降率增快。

2.自身抗体

SLE患者血清中多种自身抗体阳性。包括抗核抗体(ANA)、抗双链DNA(ds-DNA)抗体、抗 Sm 抗体、抗 SSA(Ro)抗体、抗 SSB(La)抗体、抗 Rib-P(rRNP)抗体、抗红细胞膜抗体、抗血小板膜抗体、抗神经元抗体等。ANA 检测是目前最佳的 SLE 筛选试验,如多次为阴性,则 SLE 的可能性不大,但可见于多种结缔组织病和其他慢性炎症,故特异性较差。血清效价不低于1∶80者,对结缔组织病的诊断有很大的意义。抗双链 DNA(dsDNA)抗体特异性高,对确诊 SLE 和判断狼疮活动参考价值大。抗 Sm 抗体特异性强,在病情缓解后仍持续阳性,可作为回顾性诊断的依据。此外,约15%的患者血清类风湿因子阳性。

3.补体

血清 CH50(总补体)、C3、C4 降低,有助于 SLE 的诊断,并提示狼疮活动,特异性比较高。

4.狼疮带试验

用免疫荧光法检测皮肤的真皮和表皮交界处有否 Ig 沉积带,IgG 沉着诊断意义较大。

5.肾活检

肾活检对狼疮肾炎的诊断、治疗和估计预后,均有价值。肾组织活动性病变为肾小球坏死、细胞性新月体、透明血栓、肾间质炎症浸润、坏死性血管炎等。慢性病变为肾小球硬化、纤维性新月体、肾间质纤维化、肾小管萎缩等。

6.其他

CT 对狼疮梗死性、出血性脑病,X 线对肺部浸润、胸膜炎,超声心动图对心包积液、心肌、心瓣膜病变均有利于早期发现。

(七)诊断

目前普遍采用美国风湿病学会 1997 年推荐的 SLE 分类标准的 11 项中,符合 4 项或 4 项以上者,就可以诊断为 SLE。其敏感性和特异性均>90%。

1.颊部红斑

在两颧突出部分表现为固定红斑,扁平或隆起。

2.盘状红斑

片状隆起于皮肤的红斑,黏附有角质脱屑和毛囊栓,可发生萎缩性瘢痕。

3.光过敏

对日光有明显的反应,引起皮疹。

4.口腔溃疡

可以观察到口腔或鼻咽部溃疡,为无痛性的。

5.关节炎

非侵蚀性关节炎,累及 2 个或多个外周关节,有压痛、肿胀或积液。

6.浆膜炎

心包炎或胸膜炎。

7.肾脏病变

尿蛋白>0.5 g/24 h 或+++,或管型(红细胞、血红蛋白、颗粒或混合管型)。

8.神经病变

癫痫发作或精神病。

9.血液学疾病

溶血性贫血,或白细胞数减少,或淋巴细胞比例减少,或血小板计数减少。

10.免疫学异常

抗 ds-DNA 抗体阳性,或抗 Sm 抗体阳性,或抗磷脂抗体阳性。

11.抗核抗体

在任何时候和未用药物诱发"药物性狼疮"的情况下抗核抗体滴度异常。

(八)鉴别诊断

SLE 应与下述疾病鉴别:类风湿关节炎、各种皮炎、癫痫病、精神病、特发性血小板减少性紫癜和原发性肾小球病等,也需和其他结缔组织病鉴别。有些药物如肼屈嗪等,长期服用可引起类似 SLE 的表现(药物性狼疮),但其极少有神经系统症状和肾炎,抗 ds-DNA 和抗 Sm 抗体常阴性,血清补体常正常,可资鉴别。

(九)治疗

SLE 目前虽不能根治,早期患者合理治疗后可以缓解。治疗原则是活动且病情重者,给予强有力的药物控制,病情缓解后,则接受维持性治疗。

1.一般治疗

急性活动期卧床休息;避免日晒;防治感染;避免可能诱发狼疮的药物或食物等。

2.药物治疗

(1)激素:对症状轻微且无重要脏器损害者,可服用小剂量激素(泼尼松30~40 mg/d)。对全身症状严重,并有明显内脏损害者,使用大剂量泼尼松 50~80 mg/d,晨起顿服,若有好转,继续服至 8 周,在能控制 SLE 活动的前提下,激素应缓慢减量,一直至最小量做维持治疗。如用大剂量激素未见效,宜及早加用细胞毒药物。对急性暴发性危重 SLE,如急性肾衰竭、狼疮脑病的癫痫发作或明显精神症状、严重溶血性贫血等,可采用激素冲击疗法,即甲基泼尼松龙 1 000 mg,溶于葡萄糖液中,缓慢静脉滴注,每天 1 次,连用 3 天,然后口服大剂量泼尼松。

(2)细胞毒药物:活动程度较严重的 SLE,以细胞毒药物与大剂量激素联合应用,有利于更好地控制 SLE 活动,减少暴发,以及减少激素的需要量。常用的是环磷酰胺(CTX)和硫唑嘌呤。①环磷酰胺:CTX 冲击疗法适用于狼疮性肾炎,可减少肾衰竭的发生。每次 10~16 mg/kg,加入生理盐水 200 mL,静脉缓慢滴注。通常 4 周冲击 1 次,危重者每 2 周冲击 1 次。冲击 6 次后,改为每 3 个月冲击 1 次,至活动静止后 1 年。CTX 口服剂量为 100 mg,每天 1 次,疗效不如冲击疗法。不良反应有胃肠道反应、血白细胞数减少、肝损害等。②硫唑嘌呤:激素联合使用硫唑嘌呤仅适用于中等度严重病例,脏器功能恶化缓慢者。不良反应主要是骨髓抑制、肝损害、胃肠道反应等。剂量为 100 mg/d。缓解后,应减量至停服。

(3)环孢素 A:经上述治疗仍不缓解,应加用环孢素 A,5 mg/(kg·d),分 2 次服,3 个月后每月减1 mg/kg,至 3 mg/(kg·d)做维持治疗。不良反应为肝、肾损害。

(4)静脉注射大剂量丙种球蛋白:作为辅助治疗措施,适用于某些病情严重而体质极度衰弱者和/或并发全身性严重感染者,对危重的难治性 SLE 颇有效。一般 0.4 g/(kg·d),静脉滴注,连用 3～5 天为 1 个疗程。

(十)转归及预后

目前 SLE 的转归及预后已有较大改善,国内报告 SLE 10 年生存率可达 84% 以上。美国近些年报告 SLE 的 5 年、10 年、15 年生存率已分别达到 97%、93%、83%。肾衰竭、感染、神经精神性狼疮是 SLE 的三大主要致死原因,此外,动脉硬化性心脏病以及高血压也是较常见的死亡原因。一般认为性别、起病时年龄、种族、患者社会经济情况等因素均与患者预后相关,但患者有无肾炎,以及肾活检病理改变和肾功能损害的严重程度、有无神经精神性狼疮、有无高血压等因素对影响患者预后更为重要。

二、盘状红斑狼疮

(一)病因

本病病因不明,但与遗传因素、感染因素、物理因素、药物因素、内分泌因素、免疫功能反应异常有关。

(二)临床表现

2%～5% 的盘状红斑狼疮患者转化成 SLE,个别盘状红斑狼疮皮损可发生癌变。皮疹好发部位为面部,特别是两颊和鼻背,呈蝶形分布;其次发生于口唇、耳郭、头皮等处,超出头面部范围时称播散性盘状红斑狼疮。皮疹为紫红色丘疹或斑块,附有黏着性鳞屑,下面有刺状角质栓,拔出后见扩大的毛囊口,境界清楚。日久也可继发色素减退,毛细血管扩张,中心萎缩呈盘状。头皮损害可导致永久性脱发。黏膜常发生糜烂或溃疡。自觉症状轻微,部分患者可有灼热或痒感,一般全身症状不明显。发病率年龄多在 40 岁以后,女性是男性的 2 倍,少数病例有雷诺现象、冻疮病史。病程慢性,预后良好(图 5-1、图 5-2)。

(三)实验室检查

可有红细胞沉降率加快、γ-球蛋白升高、类风湿因子阳性、轻度贫血、抗核抗体阳性等变化。

(四)组织病理

组织病理表现为表皮角化过度,毛囊口角质栓,粒层增厚,棘层萎缩,基底细胞液化变性,胶原纤维水肿,透明变性和纤维蛋白样变性,附属器周围有淋巴细胞为主的灶性浸润。

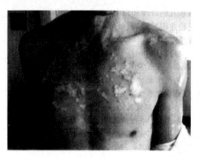

图 5-1　盘状红斑狼疮(一)

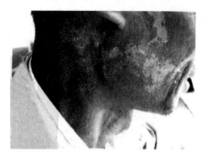

图 5-2　盘状红斑狼疮(二)

(五)诊断

根据皮疹特点和好发于暴露部位,必要时结合病理检查,不难诊断。

(六)治疗

1.一般治疗

避免精神创伤、暴晒,外出用遮光剂,避免紫外线照射、寒冷刺激、过劳。勿用光感性药物,如磺胺类、焦油类制剂等。

2.全身治疗

氯喹 0.25 g,每天 1 次,好转减量,定期检查眼底和白细胞。维生素 B_{12} 0.25~0.5 mg,每天 1 次,肌内注射。维生素 E 50 mg,每天 3 次,口服。可联合使用。对皮损广泛伴有全身症状的患者可口服泼尼松。中药可选用六味地黄丸、雷公藤、青蒿素等。

3.局部治疗

外用避光剂如 5% 奎宁软膏;激素乳剂外涂加封闭;局限性皮损可用泼尼松龙混悬液局封,每 1~2 周 1 次。

三、亚急性皮肤型红斑狼疮

亚急性皮肤型红斑狼疮(subacute cutaneous lupus erythematosus,SCLE),占 LE 患者 10%,皮损包括非瘢痕性鳞屑性(2/3)或环状多环性损害,皮损常分布于腕部以上,尤其是颈周围、背和前胸及手臂外侧。往往伴有轻度的内脏损害及特征性的血清学异常,是介于盘状与 SLE 之间的 LE 亚型。

(一)临床表现

本病多见于中青年,女性患者约占 70%。皮肤病变有 2 型。

1.环状红斑型

此型占 1/3,开始为红色小丘疹或小斑疹,逐渐扩大成为环形、半环形、多环形或脑回形,边缘略突出于皮面,表面有细小鳞屑,中央可自然消退留下暂时性的色素沉着或灰白色色素减退,并可发生持久性的毛细血管扩张。本型偶有发生水疱结痂者。

2.非瘢痕性鳞屑丘疹型

这型占 2/3,比环状红斑型更常见,初发时为红色小丘疹,逐渐扩大,形成不规则的斑疹,表面覆有细薄的鳞屑,颇似银屑病损害。

大多数患者往往呈现为 2 型中的 1 型,但少数可 2 型同时存在。皮疹对称性、播散性分布,趋向融合,主要见于颧、颊、耳、手背、前臂及上胸部等暴露部位,也可扩散到上臂、肩及躯干侧面,而腰以下部位少见。约 90% 的病例发生光敏现象。本病病程慢性,皮疹可自然消退,但常在原处或它处复发,病程可长达数月,甚至长达 30 多年。本病不发生毛孔角质栓及萎缩性疤痕,半数以上发生弥漫性非疤痕性脱发。药物(如氢氯噻嗪和灰黄霉素)可作为诱发因素,可发生口腔溃疡、雷诺现象、关节痛、发热、肌痛及浆膜炎等症状。约有半数符合美国 SLE 的诊断标准,但内脏受累者少且较轻微,肾功能减退及严重中枢神经系统病变少见。病情稳定,很少发展为 SLE,预后较佳。

(二)实验室检查

可发生溶血性贫血,白细胞及血小板计数减少,红细胞沉降率快,红斑狼疮细胞阳性,60% 可有均质型抗核抗体及抗 Ro 抗体,40% 抗 La 抗体,少数患者尚可出现抗双链 DNA、抗 RNP 和抗 Sm 抗体,循环免疫复合物升高及补体值降低,狼疮带试验在皮损处 50%～60% 为阳性,非皮损处约 30% 为阳性。

(三)诊断

诊断要点:①皮疹对称分布于暴露部位。②基本损害为环状红斑或丘疹鳞屑性皮疹,光敏感明显。③病程长,易反复发作,皮损消退后无萎缩及疤痕。④各系统及内脏可受累,但症状较轻微。⑤抗 Ro 及 La 抗体阳性。

(四)治疗

大多数患者给予防晒霜、局部激素和抗疟药可控制,对抗疟药无反应的患者,对口服中小剂量激素(泼尼松每天 20～30 mg)、伊曲替酯、异维 A 酸或 20-顺维 A 酸有效。也可给予甲泼尼龙冲击、氨苯砜、环孢素 A 或口服金制剂,偶尔需要给予沙利度胺(反应停)。有给予静脉免疫球蛋白成功治疗顽固病例的报道。

第三节　干燥综合征

干燥综合征(sicca syndrome,SS)又名 Sjögren 综合征,是一个主要累及外分泌腺体的慢性炎症性自身免疫病,主要侵犯泪腺和涎腺,临床上表现为眼和口的干燥。但其他外分泌腺和腺体外其他器官均可受累及出现多系统损害的症状。

本病分为原发性和继发性两类,前者指不伴有其他诊断明确的结缔组织病的 SS,后者指伴发其他诊断明确结缔组织病,如风湿性关节炎、系统性红斑狼疮、系统性硬皮病、多肌炎等病的 SS。本节介绍原发性 SS。

一、病因与发病机制

本病是多元性病因的自体免疫病,有下列发病机制。

(一)自身免疫/免疫异常

病灶有特征性淋巴细胞浸润,患者体内有多种自身抗体存在。SS 患者泪腺和小涎腺见有淋巴细胞浸润,主要是 CD45R0 表型和表达 αβT 细胞抗原受体 CD4$^+$T 细胞亚群,分别与腺泡组织破坏和泪液与涎液产生减少有关。

(二)遗传素质

原发性 SS 与 HLA-B8-DRW3 表型有关。大多数女性及所有男性病例出现 HLA-DRW52,伴类风湿关节炎患者与 HLA-DRW4 相关。

(三)感染

病毒感染作为原发性 SS 诱发因素的作用仍有争议,患者血清中抗巨细胞病毒的 IgM 型抗体滴度增高,有证据支持 EB 病毒在 SS 合并类风湿关节炎发病中起作用。

二、临床表现

本病多在 50 岁或以上发病,而且 9% 以上为女性。

(一)干燥症状

1.眼

干燥性角膜结膜炎,两眼发干,如疼痛、异物感、视物模糊、眼红不适、畏光和有黏液性分泌物。患者出现泪腺分泌减少和丝状或点状角膜炎时,需用 Schirmer

试验(一种粗略估计泪腺流量的试验)、孟加拉玫瑰红染色和角膜裂隙灯检查(观察是否存在角膜炎)。3 项试验有 2 项异常即可诊断。

2.涎腺

口干燥,有咀嚼和咽下困难、口痛、味觉嗅觉改变,舌裂干燥、口角炎。两侧腮腺和颌下腺可能肿大,"饼干试验"(不借助水很难咀嚼和咽下一包饼干)阳性有助于诊断。可靠的体征是口底缺乏唾液聚集;口腔受累有口角炎,舌、唇及口腔黏膜的皲裂、溃疡和龋齿。

3.皮肤干燥

皮肤干燥或萎缩,伴瘙痒,有鳞屑如鱼鳞病样,毛发干枯,易脆断,体毛及头发减少,面部色素减退或色素沉着。

4.黏膜干燥

干燥发生在黏膜,有干燥性鼻炎、口咽喉干燥,外阴和阴道干燥,气管黏膜干燥。

(二)腺外表现

原发性比继发性 SS 多见,特别是抗 Ro(SS-A)和 La(SS-B)抗体时。皮肤下肢非血小板减少性紫癜、光敏;雷诺现象、小血管炎、气管支气管树干燥,继发慢性支气管炎,淋巴细胞性肺炎,间质性肺纤维化,多关节痛,多关节炎,肾小球肾间质性肾炎。

SS 相关疾病包括自身免疫性甲状腺炎、血管炎、重症肌无力、多发性肌炎、血管炎、雷诺现象、假性淋巴瘤、恶性淋巴瘤、冷球蛋白血症、药物过敏。

三、实验室检查

(一)涎腺或唇腺黏膜活检

显示灶性淋巴细胞和浆细胞浸润。

(二)Schirmer 眼泪试验

用标准滤纸条放入患者的下眼睑,5 分钟内滤纸条浸湿<10 mm 说明患者泪液分泌减少。

(三)眼睛四氯四碘荧光素染色

显示斑点状或线状角膜炎。

(四)实验室异常

免疫球蛋白水平、循环免疫复合物及许多自身抗体升高。类风湿因子通常呈阳性。60%～70%的患者抗核抗体阳性,10%的患者抗线粒体抗体阳性。抗Ro(SS-A)抗体见于70%的患者,而类风湿关节炎及继发性干燥综合征的患者仅有10%为阳性。抗SS-A抗体可通过胎盘,引起先天性心脏传导阻滞。

四、诊断

(一)具体诊断标准

SS国际分类(诊断)标准见表5-1。

表5-1　2002年SS国际分类(诊断)标准

(1)口腔症状:3项中有1项或1项以上

　①每天感口干持续3个月以上;②成年后腮腺反复或持续肿大;③吞咽干性食物时需要水帮助

(2)眼部症状:3项中有1项或1项以上

　①每天感到不能忍受的眼干持续3个月以上;②有反复的沙子进眼或砂磨感觉;③每天需用人工泪液3次或3次以上

(3)眼部体征:下述检查任1项或1项以上阳性

　①Schirmer试验(+)(≤5 mm/5 min);②角膜染色(+)(≥4 van Bijsterveld计分法)

(4)组织学检查:下唇腺病理活检示淋巴细胞灶≥1(指4 mm^{2}组织内至少有50个淋巴细胞聚集于唇腺间质者为1个灶)

(5)涎腺受损:下述检查任1项或1项以上阳性

　①涎液流率(+)(≥1.5 mL/15 min);②腮腺造影(+);③涎腺放射性核素检查(+)

(6)自身抗体:抗SS-A或抗SS-B(+)(双扩散法)

(二)原发性SS

无任何潜在疾病的情况下,符合下述任1条则可诊断。

(1)符合上述4条或4条以上,但必须含有表5-1条目(4)(组织学检查)和/或条目(6)(自身抗体)。

(2)表5-1条目(3)、(4)、(5)、(6)4条中任3条阳性。

(三)继发性SS

患者有潜在的疾病(如任一结缔组织病),而符合表5-1条目(1)和(2)中任一条,同时符合条目(3)、(4)、(5)中任2条。

(四)必须除外

颈头面部放疗史、丙型肝炎病毒感染、AIDS、淋巴瘤、结节病、移植物抗宿主(GVH)病和抗乙酰胆碱药的应用(如阿托品、莨菪碱、溴丙胺太林、颠茄等)。

五、治疗

(一)对症治疗

用涎液替代品和人工泪液的替代物,改善干燥症状及处理相关疾病。

(二)人工泪液

干燥性角膜结膜炎:可用人工眼泪(成分是 0.5％羧甲基纤维素溶液)加黏液溶解剂(5％～10％乙酰半胱氨酸),并且可以用电凝将鼻泪管闭合,含甲基纤维素润滑眼膏夜间使用保护角膜结膜。0.05％～0.4％环孢素 A 乳化剂滴眼。

(三)人工涎液

口干燥症:患者应多喝水,盐酸毛果芸香碱,5 mg,3 次/天,促进腺泡分泌涎液,人工涎液制剂很多,含羧甲基纤维素、黏液素等成分可供使用。

(四)系统治疗

1.氯喹/羟氯喹

活动期给予有调节免疫和抗炎作用,调节淋巴增生,可改善眼部症状。

2.环磷酰胺、泼尼松

环磷酰胺可增加泪腺和唾液的分泌。有些假性淋巴瘤的患者对泼尼松和/或环磷酰胺的反应相当好,另一些则否。环孢素 A 每天 5 mg/kg,内服 6 个月,可改善口腔干燥,阻止涎腺的损害。

3.非甾体抗炎药

对肌肉关节痛有效。

4.生物制剂

英夫利昔单抗,抗 CD20 单克隆抗体,375 mg/m²,每周 1 次,12 周后患者症状改善,涎液腺有残余功能,唾液流率增加。

(五)其他

中医治则为滋阴润燥,常用药有水牛角、丹参、紫草、绿豆、土茯苓、秦艽、玉竹、沙参、石斛等。

六、预后

本病多为良性,硬皮病的病情进展非常缓慢,在不伴有淋巴瘤时,不会造成外分泌腺急进性破坏和功能丧失。一旦出现淋巴瘤和外分泌腺体以外的临床表现,预后就会很差。

第四节 硬 皮 病

硬皮病是一种较常见的结缔组织病,发病率仅次于红斑狼疮。临床上分局限性和系统性两型,前者损害主要局限于皮肤,后者除皮损外,还可累及内脏系统。

一、流行特征

(一)时间分布

硬皮病的发病率呈逐渐上升的趋势。例如,澳大利亚系统性硬化症的患病率由 1975 年的4.52/10万逐渐上升到 1988 年的 8.62/10 万,在英格兰和威尔士1968—1975 年的硬皮病发病率也在逐年增加(4.5/10 万~10/10 万),但美国近20 年来硬皮病发病变化不大。硬皮病的发病无季节性。

(二)地区分布

硬皮病的发病遍及世界,但各地发病差异很大。在美国,系统性硬化症的发病率为1.9/10 万,患病率为 24/10 万,而局限型硬皮病的发病率为 2.7/10 万,患病率为 200/10 万;在芬兰系统性硬化症的发病率为 1.4/10 万,而英国约为0.35/10 万。

(三)人群分布

1.年龄

硬皮病可以发生于任何年龄,其发病率随年龄的增加而增加,好发年龄为30~50 岁。据芬兰的调查发现,0~15 岁儿童的硬皮病发病率为 0.05/10 万,而成人则为 0.4/10 万。

2.性别

硬皮病的发病女性高于男性,美国的一项调查发现男女之比为 1∶3.3,英国为 1∶6。育龄妇女的发病率更高,提示性激素可能对发病有一定作用。

3.种族

硬皮病的种族差异不是十分显著,但美国有调查显示,非洲女性的发病率高于其他种族。

二、病因和发病机制

本病病因和发病机制尚不清楚,主要涉及下列几方面。

(一)遗传因素

部分患者有家族史、HLA-B8 的频率增加、亲属中抗核抗体及染色体异常的发生率高。

(二)血管异常

血管异常特别在系统性硬皮病表现突出。患者多有雷诺氏现象,甲皱毛细管襻清晰度差,数目显著减少但明显扩张,血流缓慢。疾病早期血清中可以检出一种血管内皮细胞毒性因子使血管产生病变,由此活化血循中的一些细胞并释放出强效的递质促使组织纤维增生。在皮肤、肺、肾可以见到小动脉内膜下纤维化。此外在真皮和皮下组织的毛细血管周围Ⅰ型前胶原沉积增加,提示纤维化可能起始于毛细血管周围。

(三)免疫异常

在系统性硬皮病可测出多种自身抗体,有些具有特征性,但一般与发病机制关系不大。β细胞活性的提高与辅助性 T 细胞功能的增强有关。后者尚可刺激淋巴细胞产生可溶性因子,与其他单核细胞或巨噬细胞释放的递质一起,对成纤维细胞的趋化、核分裂和胶原合成起调节作用。

(四)胶原代谢的失调

在患者,循环的Ⅲ型胶原前肽及皮肤水肿期的Ⅲ型胶原增加,其成纤维细胞的Ⅰ型胶原和 mRNA 值增高。由于氨基前肽裂解缺陷促使细原纤维形成,并导致可以反馈控制胶原生物合成的游离的前胶原肽数量减少。此外,纤维连结蛋白能刺激成纤维细胞增殖,在患者纤维化部位的成纤维细胞和毛细血管周围其含量增高。

上述的一些异常并不是互相孤立的,而是在相互影响下导致病变的发生和发展。

三、病理

病理上分早期(炎症期)和晚期(硬化期)。在早期损害中,胶原纤维束肿胀和均一化。胶原纤维间和血管周围有以淋巴细胞为主的浸润,血管壁水肿,弹力纤维破碎。晚期真皮明显增厚,胶原纤维索肥厚硬化,排列紧密,成纤维细胞减少。除血管周围外,炎性浸润全消失。真皮内小血管壁增厚和硬化、管腔缩小,甚至阻塞。皮脂腺萎缩，汗腺减少，脂肪层变薄，皮下组织内大小血管壁均显著增厚，管腔狭窄。在系统型中，表皮萎缩，上皮脚消失，真皮深层和皮下组织中可见广泛钙质沉积。电镜检查患者皮肤显示有高度活性的成纤维细胞存在，这些细胞呈池状扩张，其中充满无定形物质。此外，由于胶原合成增加，细胶原纤维的比例明显增多。

在系统型中，平滑肌包括食管肌组织的肌纤维束呈均一性、硬化和萎缩。肌纤维束间结缔组织增生，小血管壁增厚，管腔缩小或闭塞。心肌和肠壁肌可发生广泛性萎缩和纤维变性，心肌内中小血管呈广泛硬化。

心内膜、心包、浆膜、食管和肠黏膜均可发生病理改变，早期为胶原的纤维蛋白样变性，伴炎性浸润；陈旧性损害的胶原呈均一性和硬化。

肺部显示广泛性间质和肺泡纤维化，并有囊性改变，肺内小动脉壁增厚。电镜下肺泡和微血管的基底膜增厚，是气体交换障碍的原因。

肾脏的主要变化为肾小叶间动脉内膜增生，肾小球入球动脉和血管丛纤维素样坏死，肾皮质梗死，和肾小管变性（萎缩或扩张）。

甲状腺可出现间质萎缩与纤维变性。

四、临床表现

发病年龄以 20～50 岁最多见，女性发病率为男性的 3～8 倍。临床分局限性和系统性两型。

局限性和系统性硬皮病，两者无论在临床、组织病理学、组织化学、免疫学和电生理学上均无明显的本质上区别，故多认为，两者似属一个病理过程的不同的临床类型。

(一)局限性硬皮病

其也称局限性硬斑病，一般有斑状（包括泛发性硬斑病）、带状和点滴状 3 种。

1.斑状损害

初起为圆形、长圆形或不规则形、淡红或紫红色水肿性发硬片块损害。数周或数月后渐扩大，直径可达 1～10 cm 或更大，色转淡呈淡黄或象牙色，周围常绕淡紫或淡红色晕。表面干燥平滑，呈蜡样光泽，触之有皮革样硬度，有时伴毛细血管扩张。局部不出汗，亦无毛发，损害可单个或多个。经过缓慢，数年后硬度减轻，渐出现白色或淡褐色萎缩性瘢痕。可发生于任何部位，但以躯干为多见。在局限型中此形最为常见，约占 60%。

泛发性硬斑病罕见,其发生和发展类似斑状硬皮病,但特点为损害数目多,皮肤硬化面积大,分布广泛而无系统性损害。好发于胸腹及四肢近端,但面、颈、头皮、前臂、小腿等处亦可受累,常可合并关节痛、神经痛、腹痛、偏头痛和精神障碍。少数患者可转为系统性硬皮病。

2.带状损害

损伤常沿肢体或肋间呈带状分布,但头皮或面额部亦常发生,经过与片状损害相似,但皮损有明显凹陷,有时皮损下的肌肉,甚至骨骼可有脱钙、疏松、吸收变细。多见于儿童。

3.点滴状损害

其多发生于颈、胸、肩、背等处,损害为绿豆至黄豆大集簇性或线状排列的发硬小斑点。表面光滑发亮,呈珍珠母或象牙色,周围有色素沉着,时间较久,可发生萎缩。此型比较少见。

(二)系统性硬化症

这又可分为肢端型和弥漫型,其主要不同点在于肢端型开始于手、足、面部等处,受累范围相对局限,进展速度较缓,预后较好。鉴于两型的临床症状相似,现归纳叙述如下。

1.皮肤

可分水肿、硬化和萎缩 3 期。

(1)水肿期:皮肤紧张变厚,皱纹消失,肤色苍白或淡黄,皮温偏低,呈非凹陷性水肿。肢端型水肿常先从手、足和面部开始,向上肢、颈、肩等处蔓延。在弥漫型中,则往往由躯干部先发病,然后向周围扩展。

(2)硬化期:皮肤变硬,表面有蜡样光泽,不能用手指捏起。根据受累皮肤部位不同,可产生手指伸屈受限、面部表情固定、张口及闭眼困难、胸部紧束感等症状。患处皮肤色素沉着,可杂有色素减退斑,毛发稀少,同时有皮肤瘙痒或感觉异常。

(3)萎缩期:皮肤萎缩变薄如羊皮纸样,甚至皮下组织及肌肉亦发生萎缩及硬化,紧贴于骨骼,形成木板样硬片,指端及关节处易发生顽固性溃疡,并有患区少汗和毛发脱落现象。少数病例可出现毛细血管扩张。

上述皮肤损害在各种硬皮病中很为普遍,但值得指出的是,也有全无皮肤症状的硬皮病存在。

2.肌肉

肌肉受累并不少见,症状包括肌无力、弥漫性疼痛。有些病例可似多发性肌炎的临床表现,肌肉受累明显者可发生肌萎缩。

3.骨和关节

先有关节的红肿痛者约占 12%,在病程中发展成关节改变的占 46%,表现自轻的活动受阻至关节强直以致挛缩畸形。手的改变最为常见,手指可完全僵硬,或变短和变形,指端骨的吸收可呈截切状表现。

4.内脏

(1)消化系统:舌的活动可因系带挛缩受限,齿因根尖吸收变疏松,食管受累相当常见(45%～90%),表现为吞咽困难,多伴有呕吐、胸骨后或上腹部饱胀或灼痛感(因反流性食管炎所致),胃肠道受累可有食欲缺乏、腹痛、腹胀、腹泻与便秘交替等。

(2)心血管系统:约 61%的患者有不同程度的心脏受累,心肌炎、心包炎或心内膜炎均有发生,临床表现为气急、胸闷、心绞痛及心律失常,严重者可致左心或全心衰竭(亦可因肺部损害导致肺源性心脏病引起右心衰竭),甚至发生心源性猝死。心电图有异常表现。

(3)呼吸系统:肺部受累时可发生广泛性肺间质纤维化,肺活量减少,临床表现为咳嗽和进行性呼吸困难。

(4)泌尿系统:肾脏受累约占 75%,可发生硬化性肾小球炎,出现慢性蛋白尿、高血压及氮质血症,严重时可致急性肾衰竭。

(5)神经精神系统:少数病例有多神经炎(包括脑神经)、惊厥、癫痫样发作、性格改变、脑血管硬化、脑出血,以及脑脊液中蛋白含量增高和脑电图异常。

5.其他

尚可有雷诺现象(多发生于肢端);在手指或其他关节周围或肢体伸侧的软组织内可有钙质沉积;部分病例在本病活动期有间歇性不规则发热、乏力和体重减轻等全身症状。

有学者把钙质沉积、雷诺现象、肢端硬化和毛细血管扩张称为"CRST 综合征",同时有食管受累者称为"CREST 综合征",认为是系统性硬化症的亚型,预后较好。

五、实验室检查

无论局限型或系统型,受累或未受累皮肤的感觉时值测定均较正常明显延长(延长5～12倍)。

系统型的红细胞沉降率多数加快。部分病例血中可找到狼疮细胞。荧光抗核抗体阳性率可达 95％左右,荧光核型以斑点状为多见,亦可见抗核仁型,在 CRST 综合征中可见到抗着丝点染色。应用免疫扩散技术测抗 Scl-70 抗体对弥漫型有较大特异性。皮肤毛细血管镜检查甲褶处,显示多数毛细血管襻模糊,有渗出和水肿,血管襻数显著减少,血管支明显扩张和弯曲,血流迟缓,多伴有出血点。

系统型患者的 X 线往往显示:①牙周膜增宽;②食管、胃肠道蠕动消失,下端狭窄,近侧增宽,小肠蠕动减少,近侧小肠扩张,结肠袋呈球形改变;③指端骨质吸收;④两肺纹理增粗,或见小的囊状改变;⑤软组织内有钙盐沉积阴影。

六、诊断和鉴别诊断

本病根据皮肤硬化即可确诊。感觉时值测定,皮肤毛细血管镜和组织病理检查对本病的诊断有参考价值。

(一)局限性硬皮病鉴别诊断

1.斑萎缩

早期损害为大小不一的圆形或不规则形淡红色斑片,以后渐萎缩,呈皮色或青白色,微凹或隆起,表面起皱,触之不硬。

2.萎缩性硬化性苔藓

皮损为淡紫色发亮的扁平丘疹,大小不一,常聚集分布,但不互相融合,表面有毛囊角质栓,有时发生水疱,逐渐出现皮肤萎缩。

(二)系统性硬化症需鉴别诊断

1.成人硬肿病

皮损多从头颈开始向肩背部发展,真皮深层肿胀和僵硬。局部无色素沉着,亦无萎缩及毛发脱落表现,有自愈倾向。

2.混合结缔组织病

患者具有系统性红斑狼疮、硬皮病、皮肌炎或多发性肌炎等病的混合表现,包括雷诺现象,面、手非凹陷性水肿,手指呈腊肠状肿胀,发热,非破坏性多关节炎,肌无力或肌痛等症状。浸出性核抗原和 RNP 的抗体均可呈高滴度阳性反应。

七、治疗

本病目前虽无特效疗法,但部分病例治疗后可停止发展或缓解。两型在治疗上无多大差别。

(一)去除感染病灶

增加营养,特别注意肢端的保暖和避免妊娠、过度劳累及剧烈精神刺激。

(二)血管扩张药物

主要用以扩张血管、降低血黏度、改善微循环。丹参注射液(每毫升相当原生药 2 g)8～16 mL 加入低分子右旋糖苷 500 mL 内静脉滴注,每天一次,10 次为 1 个疗程,连续或间歇应用,对皮肤硬化、张口吞咽困难、色素沉着、关节僵硬和疼痛及雷诺综合征有一定效果。但有出血倾向或肾功能不全者不宜采用。胍乙啶开始 12.5 mg/d,渐增加至 25 mg/d,3 周后改为 37.5 mg/d,硝苯地平 30～40 mg/d,对雷诺现象有效。甲基多巴每次 125 mg,日服 3 次(或 1～2 g/d)能改善症状。

(三)结缔组织形成抑制剂

1.青霉胺

青霉胺能干扰胶原子间连锁的复合物,抑制新胶原的生物合成。开始服 250 mg/d,逐渐增至全量1.0～1.5 g/d,连服 2～3 年。对皮肤增厚和营养性改变疗效显著,对微循环和肺功能亦有改善。本药对肾可有刺激,并能抑制骨髓,出现白细胞和血小板计数减少。

2.秋水仙碱

本病能阻止原胶原转化为胶原,抑制胶原的积聚。剂量为 0.5～1.5 mg/d,连服 3 个月至数年,对皮肤硬化、雷诺综合征及食管改变均有一定疗效。用药期间如有腹泻,可减量或给予半乳糖苷酶。

3.积雪苷

系中药落得打中提取的一种有效成分,能抑制成纤维细胞的活性,并具愈合溃疡,软化结缔组织的作用。制剂有片剂(每片含积雪苷 6 mg),日服 3 次,每次 3～4 片;针剂(每支 2 mL,含积雪苷20 mg),每周2～3 次,每次 1 支,肌内注射。对软化硬皮、消除组织水肿、缓解关节疼痛、愈合溃疡等均有相当效果。一般一个月左右开始见效。

(四)抗炎制剂

1.皮质类固醇

此类药物对系统型早期的炎症、水肿、关节等症状有效。一般常先给泼尼松 40 mg/d,口服,以后渐减至维持量。如有蛋白尿、高血压或氮质血症等应避免应用。

2.其他

如苯丁酸氮芥（6 mg/d）、硫唑嘌呤（75～150 mg/d）、环磷酰胺（50～200 mg/d）等免疫抑制剂均可选用，对关节、皮肤和肾脏病变有一定疗效。与皮质类固醇合并应用，常可提高疗效并减少皮质类固醇用量。

（五）中医中药

按辨证施治法则：①以肾阳虚表现为主者，治则为壮阳通络活血软坚，药用淫羊藿、巴戟天、鸡血藤、丹参、红花、桂枝、桃仁、川芎、落得打、当归、赤芍、郁金等加减。②虚损现象不明显，仅有硬皮病表现者，治疗以益气养血、化瘀通络为主，药用党参、黄芪、熟地、首乌、鸡血藤、红花、丹参、赤芍、桂枝、落得打、生甘草等加减。如病已稳定，可改用中成药如全鹿丸、金匮肾气丸、十全大补丸、左归丸、右归丸、丹参片、刺五加片等。

（六）其他

封闭疗法、物理疗法（包括音频电疗、按摩和热浴等）、气功疗法、维生素 E、复合磷酸酯酶片及丙酸睾酮等均可适当配合应用。

八、卫生宣教

禁止吸烟，因吸烟可引起小动脉痉挛，加重指端缺血，促使病情加重。

九、预后

部分轻型病例可自发缓解。流产或顺产均促使病情恶化。一旦肺、心、肾等受累，病情迅速恶化，20%～40%的患者死于肾衰竭。血清肌酐值＞530.4 μmol/L（6 mg/dL）者，预后尤差。透析与肾移植对延长病者生命可能有助。

第六章 性传播疾病

第一节 淋 病

淋病是淋病奈瑟菌(简称淋球菌)感染导致的以泌尿生殖系统化脓性感染为主要表现的性传播疾病,也可导致眼、咽、直肠感染和播散性淋球菌感染。男性最常见的表现是尿道炎,而女性则为宫颈炎。

一、流行病学

淋病是重要的全球性公共卫生问题,据估计全球每年新发病例达到8 800万,是我国,同时也是美国的第二大性传播疾病(简称性病)。近年来世界淋病有明显增加的趋势。

二、病因和发病机制

淋球菌属奈瑟球菌科奈瑟球菌属。淋球菌呈肾形,两个凹面相对,大小一致,长约0.7 μm,宽0.5 μm。它是嗜二氧化碳的需氧菌,革兰氏染色阴性,最适宜在潮湿、温度为35 ℃、含5%二氧化碳的环境中生长。常存在多形核白细胞内,椭圆或球形,常成双排列,无鞭毛、无荚膜、不形成芽孢,对外界理化条件的抵抗力差,对干燥环境敏感,在完全干燥环境中1~2小时即可死亡。在高温或低温条件下都易致死。对各种化学消毒剂的抵抗力也很弱。

人是淋球菌的唯一天然宿主。淋球菌主要侵犯黏膜,尤其对单层柱状上皮和移行上皮所形成的黏膜具有较高亲和力。淋球菌感染后侵入男性前尿道、女性尿道及宫颈等处,通过其表面菌毛含有的黏附因子黏附到柱状上皮细胞的表面进行繁殖,并沿生殖道上行,经柱状上皮细胞吞噬作用进入细胞内繁殖,导致细胞溶解破裂。淋球菌内毒素及外膜脂多糖与补体结合后产生化学毒素,能诱导中性粒细胞聚集和吞噬,引起局部急性炎症,出现充血、水肿、化脓和疼痛。如果治疗不及时,可成为慢性感染。

三、传播途径

淋病主要通过性接触传播,淋病患者是其传染源。少数情况下也可因接触含淋球菌的分泌物或被污染的用具而被感染。儿童感染者多有被性虐待史,患淋病的母亲可经产道感染新生儿。

四、临床表现

淋病可发生于任何年龄,但主要发生在性活跃的青、中年;潜伏期一般为2～10 天,平均 3～5 天;潜伏期患者具有传染性。

(一)无并发症的淋病

1.男性急性淋病

5％～10％的男性感染淋球菌后无明显症状。有症状的患者通常在暴露2～7 天后出现尿道刺激征,很快出现尿道口红肿,有稀薄黏液流出,24 小时后病情加重,分泌物变为脓性或脓血性,且量较前增多。有明显症状和体征的患者,即使未经治疗,一般在 10～14 天症状逐渐减轻,1 个月后症状基本消失,但并未痊愈,可继续向后尿道或上生殖道扩散,甚至发生并发症。一般全身症状较轻,少数可有发热、全身不适、食欲缺乏等表现;并发症少见。

2.女性急性淋病

50％～60％的女性感染淋球菌后症状轻微或无症状。常因病情隐匿而难以确定潜伏期。有症状的患者通常在暴露 3～5 天后发生宫颈炎和尿道炎。淋球菌性宫颈炎的分泌物初为黏性,后转为脓性,体检可见宫颈口红肿,伴触痛;可有外阴刺痒和烧灼感。淋球菌性尿道炎表现为尿道口红肿,有脓性分泌物,伴触痛;主要症状为尿道刺激征。

3.儿童淋病

男童多发生尿道炎和包皮龟头炎,有尿痛和尿道分泌物;检查可见包皮红肿、龟头和尿道口潮红,有尿道脓性分泌物。幼女表现为外阴阴道炎,有尿痛、尿频、尿急,阴道脓性分泌物;检查可见外阴、阴道、尿道口红肿,阴道及尿道口有脓性分泌物。

4.淋球菌性肛门直肠炎

男性同性恋者多发,女性主要由淋球菌性宫颈炎的分泌物直接感染肛门直肠所致。轻者可表现为肛门瘙痒、烧灼感、排出黏液和脓性分泌物；重者有里急后重，可排出大量脓性和血性分泌物。检查可见肛管和直肠黏膜充血、水肿和糜烂。

5.淋球菌性咽炎

主要见于口交者。可表现为急性咽炎和急性扁桃体炎，偶伴发热和颈淋巴结肿大，有咽干、咽痛和吞咽困难等表现。检查可见咽部黏膜充血、咽后壁有黏液或脓性分泌物。

6.淋球菌性结膜炎

成人多因自我接种或接触被污染的物品而感染，多为单侧；新生儿多为通过母亲产道感染，多为双侧。表现为眼结膜充血水肿，分泌脓性分泌物，体检时可见角膜成云雾状，重者可发生角膜溃疡或穿孔。

(二)有并发症的淋病

1.男性淋病的并发症

男性淋球菌性尿道炎患者因治疗不当、酗酒或性交等因素的影响，导致感染进一步发展和蔓延至后尿道，导致后尿道炎、前列腺炎、精索炎和附睾炎等。炎症反复发作形成瘢痕后可引起尿道狭窄。

2.女性淋病的并发症

女性淋病的主要并发症为淋球菌性盆腔炎，包括急性输卵管炎、子宫内膜炎、输卵管卵巢囊肿、盆腔腹膜炎、盆腔脓肿及肛周炎等。

(三)播散性淋病

即播散性淋球菌感染，罕见，占成人淋病患者的 1%～3%，多见于月经期妇女。淋球菌通过血管、淋巴管播散至全身，可表现为轻度或重度疾病。临床表现为发热、寒战和全身不适等。50%～75%血培养阴性。可累及关节，引起脓毒性关节炎；常在四肢关节附近出现皮损，表现为瘀斑基础上出现脓疱、血疱和坏死，呈散在分布，数量通常不多。

五、诊断

应根据流行病学史、临床表现和实验室检查结果进行综合分析，慎重作出诊断。疑似病例为符合流行病学史以及临床表现中任何一项者。确诊病例为同时符合疑似病例的要求和实验室检查中任何一项者。

(一)接触史

患者有冶游史或不洁性接触史，配偶有感染史，与淋病患者(尤其家中淋病患者)共用物品史,新生儿母亲有淋病史。

(二)临床表现

淋病的主要症状有尿频、尿急、尿痛、尿道口流脓或宫颈口阴道口有脓性分泌物等。或有淋球菌性结膜炎、直肠炎、咽炎等表现,或有播散性淋病症状。

(三)实验室检查

1.革兰氏染色涂片

男性尿道分泌物涂片革兰氏染色,镜下可见大量多形核白细胞,多个多形核白细胞内可见数量多少不等的革兰氏阴性双球菌,特异性超过99%,敏感性超过95%。革兰氏染色涂片对宫颈、直肠和咽部感染检出率低,不推荐应用。

2.淋球菌培养

淋球菌培养为确诊试验,可应用于各种临床标本,可明确诊断,并可做药敏试验。

3.核酸试验

核酸试验可用于检测多种多样的标本,包括宫颈拭子、阴道拭子、尿道拭子、尿液拭子等,通常核酸扩增检测生殖道和非生殖道淋球菌的敏感性优于培养。

六、鉴别诊断

淋球菌性尿道炎应与沙眼衣原体性尿道炎相鉴别。女性淋球菌性宫颈炎应与沙眼衣原体性宫颈炎鉴别。由于淋球菌性宫颈炎可出现阴道分泌物异常等症状,因此还应该与阴道滴虫病、外阴阴道念珠菌病和细菌性阴道病鉴别。

七、治疗

(一)治疗原则

应尽早确诊,明确临床类型,明确有无耐药,明确是否合并衣原体或支原体感染;应及时治疗,治疗方案或药物应正确、足量、规则;应严格考核疗效并追踪观察;应同时检查和治疗其性伴侣。

(二)一般注意事项

未治愈前禁止性行为。注意休息,有并发症者须维持水、电解质、碳水化合物的平衡。注意外阴局部卫生。

(三)药物治疗

头孢曲松 250 mg 单次肌内注射在尿道和直肠感染的治愈率为99.2%,咽喉部感染的治愈率为98.9％;目前推荐使用单剂250 mg头孢曲松治疗单纯性宫颈、尿道和直肠淋球菌感染;同时,还有一些替代方案。

八、疗效评价

治疗结束后2周内,在无性接触史的情况下符合如下标准为治愈。

(1)症状和体征全部消失。

(2)在治疗结束后4～7天内从患病部位取材,复查淋球菌阴性。

九、预防

(1)进行健康教育,避免非婚性行为。

(2)提倡安全性行为,推广使用安全套。

(3)注意隔离消毒,防止交叉感染。

(4)认真做好患者性伴的随访工作,及时进行检查和治疗。

(5)执行对孕妇的性病检查和新生儿预防性滴眼制度(0.5％红霉素眼膏,外用1次),防止新生儿淋球菌性眼炎。

(6)对高危人群定期检查,以发现感染者和患者,消除隐匿的传染源。

第二节 梅 毒

梅毒是梅毒螺旋体感染所引起的一种慢性全身性疾病,是经典的性病之一。几乎可引起人体全身所有组织和器官的损害和病变,产生功能障碍,组织破坏乃至死亡。另外,梅毒又可能很多年无症状而呈潜伏状态。梅毒主要通过性交传染,也可以通过胎盘传给下一代发生先天梅毒。先天梅毒患儿内脏损害常较严重,存活率低。

一、病因和发病机制

梅毒螺旋体,又称苍白螺旋体,为一种小而纤细的螺旋状微生物,长6～14 μm,直径0.5～0.3 μm,平均有8～14个规则的密螺旋。因其透明而不易被染色,在普通显微镜下不易发现,只有在暗视野显微镜下才能观察到。梅毒螺旋体的特征:①螺旋整齐,数目固定;②折光性强,较其他螺旋体亮;③运动缓慢而有规律,有3种运动方式:围绕其长轴旋转运动,或伸缩其螺旋间距离移动,或弯曲扭动如蛇行。人是梅毒螺旋体的唯一自然宿主。梅毒螺旋体尚不能在体外培养繁殖。最适生存温度是37 ℃,离开人体很快死亡,煮沸、干燥、肥皂水及一般的消毒剂如过氧化氢、乙醇等很容易将其杀灭。梅毒的发病与梅毒螺旋体在体内大量繁殖及其引起宿主免疫反应密切相关。性接触过程中,梅毒螺旋体可通过破损的皮肤黏膜由感染者传给性伴。梅毒螺旋体侵入人体后,经2~4周的潜伏期,在此期间,梅毒螺旋体在入侵部位大量繁殖,通过免疫反应引起侵入部位出现破溃,即硬下疳。由于局部免疫力的增强,硬下疳经3~8周可自行消失。螺旋体在原发病灶大量繁殖后,可侵入附近的淋巴结,再经血液播散到全身其他组织和器官,出现梅毒疹和系统性损害如关节炎。如不经治疗,部分患者的病情可进一步发展到晚期阶段,发生心血管或神经系统损害,以及皮肤、骨与内脏的树胶肿损害。梅毒感染后,机体产生抗心磷脂抗体和抗梅毒螺旋体抗体,但这些抗体对机体无免疫保护作用。早期梅毒治愈后,可再感染梅毒;而晚期梅毒则不发生再感染,可能与机体已产生细胞免疫有关。

二、传播途径

传染源主要是早期活动性梅毒和潜伏梅毒患者。传播途径有以下几种。

(一)性接触

这是最主要的途径。在感染梅毒后第一年内,患者具有很强的传染性。随着病期的延长,传染性越来越小;感染后4年,通过性接触无传染性。

(二)母婴传播

梅毒螺旋体可通过胎盘感染胎儿。一般认为,在妊娠前4个月,由于胎盘细胞滋养层的保护,胎儿不易受感染;4个月后由于细胞滋养层萎缩,梅毒螺旋体易透过胎盘。

(三)其他

在少数情况下,梅毒可通过输血或某些间接方式传播。

三、病程与分期

根据传染途径,分为后天梅毒(获得性梅毒)和先天梅毒(胎传梅毒);根据不同病期,分为早期梅毒(一期和二期梅毒)和晚期梅毒(三期梅毒);根据有无临床表现,可分为显发梅毒和潜伏梅毒(隐性梅毒)。

(一)后天梅毒

1.早期梅毒

感染后病期在 2 年以内,包括一期梅毒、二期梅毒和早期潜伏梅毒。

2.晚期梅毒

感染后病期超过 2 年,又称三期梅毒,包括晚期良性梅毒(皮肤、黏膜、眼、骨等梅毒)、心血管梅毒、神经梅毒、内脏梅毒和晚期潜伏梅毒。

(二)先天梅毒

1.早期先天梅毒

出生后 2 岁以内发病,约 2/3 的患儿在出生后 3～8 周发病。

2.晚期先天梅毒

出生后 2 岁以后发病,多在 5～8 岁发病。

四、临床表现

(一)一期梅毒

主要表现为硬下疳与近卫淋巴结肿大。

1.硬下疳

发生于性交后 2～4 周。多发生于外生殖器部位,也可见于宫颈、肛周、口唇、咽、舌、乳房、手指等处。男性多见于包皮、冠状沟、包皮系带、阴茎体、龟头;男同性恋者常见于肛周、直肠。女性多见于阴唇、阴唇系带、子宫颈、阴道前庭、阴道壁。开始为红色斑疹,迅速变成丘疹,并很快破溃,形成糜烂或浅溃疡,即硬下疳。典型的硬下疳表现:①单个溃疡;②溃疡呈圆形或卵圆形,直径 1～2 cm,境界清楚,边缘稍隆起,呈肉红色,表面清洁,上有少量渗出物;③触诊时软骨样硬度;④无自觉疼痛与触痛(无继发感染时);⑤未经治疗可在 3～8 周内自然消失,不留痕迹或留有浅表瘢痕和色素沉着。硬下疳也可不典型,如多个溃疡、深溃疡、自觉疼痛、包皮龟头弥漫性红肿渗液等。

2.近卫淋巴结肿大

硬下疳出现后 1～2 周,腹股沟淋巴结常肿大,多为双侧。淋巴结肿大的特点为:常为多个,大小不等,质硬,有弹性,不粘连,可活动,彼此不融合,无疼痛及触痛,表面无红、肿、热,不化脓破溃,穿刺液中含有梅毒螺旋体。

(二)二期梅毒

一般发生在感染后 7～10 周,或硬下疳出现后 6～8 周。常伴头痛、头晕、恶心、乏力、关节痛、肌痛、低热和浅表淋巴结肿大等前驱症状。

1.二期皮肤黏膜损害

皮疹多样,分布广泛而对称,无自觉症状或自觉症状轻微,对组织破坏性小,传染性强,可自行消退。二期梅毒疹有下列几种。

(1)皮疹:以斑丘疹为最常见,亦可表现为斑疹(玫瑰疹)、丘疹、丘疹鳞屑性疹、毛囊疹、丘脓疱疹、脓疱疹、砺壳状疹、溃疡等。多分布于躯干和四肢。掌跖皮损为暗红色或淡褐色环状脱屑性斑疹,具有特征性。

(2)扁平湿疣:好发于肛周、外生殖器等皮肤互相摩擦和潮湿的部位,为扁平丘疹,可融合成斑块状,高出皮面,界限清楚,表面湿润,呈灰白色或暗红色,内含大量梅毒螺旋体,传染性强。

(3)梅毒性脱发:头部圆形或椭圆形脱发,呈虫蚀状,脱发区的边缘境界不清楚,多发生于颞部、顶部或枕部,一般无自觉症状,病愈后毛发能重新长出。

(4)黏膜斑:多见于口腔、咽、喉和鼻腔,少数见于生殖器部位的黏膜。典型的黏膜斑是浅表的糜烂性损害,呈圆形、扁平、发亮、灰白色或粉红色,周围有暗红色晕,黏膜损害中含有大量梅毒螺旋体,有较强的传染性,黏膜斑一般持续2~3周。

(5)梅毒性甲病:表现为甲床炎、甲沟炎。

2.全身浅表淋巴结肿大

发生率为50%~85%,全身浅表淋巴结肿大,质硬,孤立,不与周围组织粘连,不化脓,不破溃,可活动。

3.二期骨关节损害

包括骨损害(骨膜炎、骨炎)及关节损害(关节炎、滑膜炎、腱鞘炎),以骨膜炎和关节炎为常见。一般无自觉症状,少数可出现疼痛,一般白天和活动时疼痛减轻,晚间和休息时疼痛加重。

4.二期眼梅毒

包括虹膜炎、虹膜睫状体炎、脉络膜炎、视神经炎和视网膜炎等。

5.二期神经梅毒

分为无症状神经梅毒、梅毒性脑膜炎、脑血管梅毒和脑实质梅毒等,其中以无症状神经梅毒居多。

6.二期内脏损害

包括肝炎、肾病、脾大、胃肠道疾病等。

7.二期复发梅毒

二期损害消退后可复发,常发生在感染后1～2年内,多因抗梅毒治疗剂量不足或患者免疫力降低所致。可有血清复发以及皮肤黏膜、眼、神经系统、骨关节、内脏损害复发,以血清复发多见。皮肤黏膜损害与二期梅毒疹相似,但数量少,分布局限而不对称,皮疹较大,形态奇异,对组织的破坏性较大。皮损好发于前额、口角、颈部、掌跖、会阴及皱褶部位。

(三)晚期梅毒

1.晚期良性梅毒

(1)三期皮肤黏膜梅毒。其特点有皮损数目少,不对称;有树胶肿性浸润所致的硬结;易发生溃疡,有中心愈合、向四周蔓延的倾向,溃疡呈环形、多环形、马蹄形或肾形;炎症现象及全身症状轻微;传染性较小而破坏性大,愈后有萎缩性瘢痕,边缘有色素沉着;病程缓慢,可自愈;抗梅毒治疗后愈合较快。

1)结节性梅毒疹:多见于头面部、四肢伸侧、肩胛与肩胛间等处。为圆形、褐色或紫色的皮下小结节,直径为0.3～1 cm,稍高出皮面,单发或多发,发生后数周逐渐扩大成片,结节可溃破,溃疡愈后遗留浅瘢痕和色素沉着,边缘部位可又出现新的损害。

2)树胶肿:是三期梅毒的特征性损害,多见于小腿、前额、头部、胸骨部及臀部等处。先为皮下小硬结,逐渐扩大,坚实而硬,呈紫褐色,直径可达3～5 cm,无疼痛感,与周围组织粘连,形成浸润性斑块,中心逐渐软化有波动感,随后发生溃破,流出黏稠的脓液。溃疡较深,呈穿凿形,境界清楚,边缘锐利硬韧,基底为红色肉芽组织,表面有黄色胶样物质。愈后留瘢痕和色素沉着。

3)近关节结节:发生于髋、肘、膝等大关节附近的皮下结节,对称发生,直径1～2 cm,质硬,无自觉症状或稍有压痛,不破溃,可持续数年。

4)黏膜损害:为口腔、舌、上腭、鼻、咽喉部的树胶肿或软骨膜炎。上腭及鼻中隔黏膜树胶肿可侵犯骨质,排出死骨,造成上腭及鼻中隔穿孔和鞍鼻。

(2)骨梅毒:以骨膜炎为多见,其次是骨髓炎和骨炎等,晚期关节梅毒包括关节炎和滑囊炎。晚期骨梅毒的特点有钝性疼痛,晚间或温暖时加重,白天或寒冷时减轻;损害一般为增生性的,发生骨赘、骨疣和骨质增生等;损害发展缓慢,病程较长;一般无全身症状;有自愈倾向;抗梅毒治疗效果好。

(3)眼梅毒:包括间质性角膜炎、虹膜睫状体炎、视网膜脉络膜炎、视神经炎等。

2.神经梅毒

早期梅毒未经正规治疗,是导致神经梅毒的重要因素。大多数患者在感染后5～20年出现神经系统症状和体征。临床上以无症状性神经梅毒、梅毒性脑膜炎、脑血管梅毒、实质性神经梅毒(包括脊髓痨和麻痹性痴呆)为常见。

(1)无症状神经梅毒:无任何神经系统症状和体征,但脑脊液有异常变化。

(2)脑膜神经梅毒:①梅毒性脑膜炎,可出现发热、头痛、恶心、呕吐、颈项强直、克氏征阳性和视盘水肿等。部分患者可出现颅神经麻痹,第Ⅲ、Ⅵ、Ⅶ、Ⅷ对脑神经易受累。②梅毒性硬脊膜炎,少见,表现为臂和手放射痛、感觉异常、腱反射消失和肌肉萎缩、受累部位以下节段感觉缺失、强直性轻瘫和颈项强直。

(3)脑膜血管梅毒:①脑血管梅毒,梅毒性动脉内膜炎造成动脉梗死,闭塞性脑血管综合征是脑血管梅毒的特征。表现为偏瘫、截瘫、失语、癫痫发作、阿-罗(Argyll-Robertson)瞳孔(瞳孔小而固定,散瞳药不能散大瞳孔,对光反射消失,调节反射存在)等。发病前,可有前驱症状,如头痛、失眠、记忆力减退、情绪异常等。②脊髓脑膜血管梅毒,少见,基本过程是慢性脊髓脑膜炎,引起脊髓实质退行性变。

(4)脑实质梅毒麻痹性痴呆:发生于感染后10～20年,为大脑皮质弥漫性的实质性损害而导致进行性精神衰退。精神症状有智力减退,注意力不集中,判断力与记忆力下降,情绪变化无常,兴奋,躁狂或抑郁,妄想;神经症状有震颤(特别是唇、舌及手),口吃及发音不清,共济失调,癫痫发作,四肢瘫痪及大小便失禁,可有阿-罗瞳孔。

脊髓痨:发生于感染后5～30年,为脊神经后根及脊髓后索发生变性及萎缩所致。可发生闪电样痛(多见于下肢),感觉异常(束带感、蚁走感、感觉过敏),触痛觉及温度觉障碍,深感觉减退及消失,腱反射减弱及消失,共济失调,阿-罗瞳孔,排尿困难,尿潴留及性欲减退,内脏(胃、喉、膀胱或直肠)危象,夏科关节(无痛,非炎症,关节肿胀变形,反复损伤致骨生长过度)。

(5)视神经萎缩:罕见,表现为进行性视力丧失,开始为一侧,以后另一侧也发生。

3.心血管梅毒

发生于感染后10～30年,损害呈破坏性,危害大,病死率较高,即使经过治疗,也难以完全恢复。

(1)单纯性梅毒性主动脉炎:梅毒螺旋体侵犯主动脉壁的滋养血管,引起炎症损害。常发生于升主动脉。可有胸骨后不适感或疼痛。有的有阵发性呼吸困难。

(2)梅毒性主动脉瘤:多发生于升主动脉及主动脉弓,由于动脉壁的破坏,失去弹性,产生梭状或囊袋状动脉瘤,可产生胸痛和压迫邻近组织的症状,严重者血管瘤可突然发生破裂,导致患者猝死。

(3)梅毒性主动脉瓣闭锁不全:可产生动脉血反流引起的一系列症状,临床可见舒张期吹风样杂音,左心室肥大,脉压大,水冲脉,指端甲床毛细血管搏动,收缩期杂音等,严重时可发生心力衰竭。

(4)梅毒性冠状动脉口狭窄或阻塞:炎症累及冠状动脉所致,可引起心绞痛和心肌梗死。

(5)心肌树胶肿:少见,多发生于左心室壁和室中隔,预后不良,可发生猝死。

4.其他晚期内脏梅毒

包括呼吸道、消化道、肝、脾、泌尿生殖系、内分泌腺梅毒等。

(四)潜伏梅毒

有梅毒感染史,无任何临床症状,或临床症状已经消失,梅毒血清反应阳性。可能是患者虽未经治疗但感染轻,或抵抗力强,或治疗剂量不足引起。

(五)梅毒合并人类免疫缺陷病毒(HIV)感染

由于免疫系统受损,早期梅毒可不出现皮肤损害、关节炎、骨炎等,但却处于活动阶段,且病程进展快,迅速从一期发展到三期,甚至出现快速进展的恶性梅毒。HIV感染还可增加早期神经梅毒的发生,而且影响抗梅毒治疗效果。

(六)先天梅毒

1.早期先天梅毒

(1)营养障碍:消瘦、皮肤松弛貌似老人,发育迟缓。

(2)皮肤黏膜损害:与成人相似,但不发生硬下疳。包括水疱-大疱型皮损(梅毒性天疱疮)及斑丘疹、丘疹鳞屑性损害等;在皱褶部位(特别是肛周)损害可发生糜烂,形成扁平湿疣;在口角、鼻孔及肛门周围可发生线状皲裂性损害,愈后成为特征性放射状瘢痕。

(3)上呼吸道炎症:鼻炎为最常见的早期症状,可因流涕、鼻塞以致哺乳困难;喉炎可造成声音嘶哑;口腔内有黏膜斑。

(4)骨损害:骨髓炎、骨软骨炎、骨膜炎,多发生于长骨,疼痛,肢体不敢活动,如同肢体麻痹,故称为梅毒性假性麻痹。发生梅毒性指炎时,手指呈梭状肿胀。

(5)其他损害:包括淋巴结肿大、肝大、脾大、贫血及血小板计数减少,也可有脱发、甲沟炎、甲床炎等。

2.晚期先天梅毒

(1)畸形:为早期(包括在母体子宫内)或晚期病变对身体发育造成的损害所遗留。损害无活动性,具有特征性。骨骼畸形,颅面部畸形、前额圆凸、方颅、鞍鼻、佩刀胫、锁胸关节骨质肥厚等;牙齿畸形,赫秦生齿、桑葚齿;口腔周围皮肤放射状瘢痕及视网膜炎等。

(2)炎症损害:损害仍有活动性,包括间质性角膜炎、神经性耳聋、脑脊液异常、肝大、脾大、鼻或腭树胶肿、克勒顿关节(对称性无痛性膝肘关节肿胀,关节积水,活动受限,易继发损伤)、骨膜炎、指炎及皮肤黏膜损害。

3.先天潜伏梅毒

未经治疗,无临床症状,梅毒血清试验阳性。

(七)妊娠期梅毒

指妊娠期发生或发现的活动性梅毒或潜伏梅毒。孕妇早期活动性梅毒的传染性强,如不治疗,几乎 100% 可引起不良妊娠后果,导致流产、死胎、早产和先天梅毒儿;孕妇晚期梅毒的传染性较弱。

五、实验室检查

(一)暗视野显微镜检查

查梅毒螺旋体。取硬下疳、扁平湿疣、皮肤斑丘疹、黏膜斑或羊水做暗视野显微镜检查,找到形态典型和具有特征性运动方式的梅毒螺旋体,即为阳性结果,具有确诊价值。

(二)非梅毒螺旋体抗原试验

检测血清中的抗心磷脂抗原的抗体(反应素),包括性病研究实验室(VDRL)试验、不加热血清反应素(USR)试验、快速血浆反应素(RPR)试验,此类试验操作简便,可用于筛查,还可做定量试验用于疗效评价。

(三)梅毒螺旋体抗原试验

包括梅毒螺旋体血球凝集试验(TPHA)、梅毒螺旋体颗粒凝集试验(TPPA)和荧光螺旋体抗体吸收试验(FTA-ABS)等,敏感性和特异性均高,可用于确证,但不能作为观察疗效的指标。

(四)血清学检查注意事项

(1)梅毒的诊断、分期、活动性判定、疗效观察等,需结合梅毒螺旋体检查、梅毒血清学试验、脑脊液检查及临床表现综合分析。

（2）暗视野显微镜检查结果，受患者不规则服用抗生素或局部使用消毒剂等因素的影响。如果检查阴性而临床怀疑有梅毒时，可于以后2天内复查；或用直接免疫荧光试验或其他检查螺旋体的实验室方法检查。

（3）非梅毒螺旋体抗原血清学定量试验应在同一实验室，用同一方法（如VDRL或RPR）作连续观察。如果两次试验的滴度相差4倍（即两个稀释度，如1：4～1：16，或1：8～1：32），说明滴度有显著变化。不同试验的定量结果不能直接比较（RPR滴度通常稍高于VDRL滴度）。

（4）梅毒合并HIV感染时，梅毒血清反应常有异常变化。可滴度过高或过低、假阴性，或滴度上下波动，或阳性反应推迟。若临床上提示梅毒而血清学试验阴性，做暗视野显微镜检查、皮损活检或直接免疫荧光试验有助于诊断。

（5）梅毒血清反应假阳性：非梅毒患者的梅毒血清学试验呈阳性，此现象称为梅毒血清反应假阳性。由于血清标本保存不当（如细菌污染或溶血）、试剂质量差或过期、实验室操作不正确所造成技术性假阳性。生物学假阳性则是由于其他疾病或生理状态发生变化所致。可分急性生物学假阳性和慢性生物学假阳性。

急性生物学假阳性，见于多种感染性疾病，如风疹、麻疹、水痘、传染性单核细胞增多症、病毒性肝炎、细菌性肺炎、猩红热、亚急性细菌性心内膜炎、活动性肺结核、斑疹伤寒、丝虫病、锥虫病、疟疾、回归热、钩端螺旋体病等。非梅毒螺旋体抗原血清学试验滴度低，一般不超过1：8，多在6个月内转阴，FTA-ABS试验或TPHA试验阴性。

慢性生物学假阳性可持续6个月以上或数年，甚至终身。①非梅毒螺旋体抗原试验假阳性：可见于某些结缔组织病及伴有自身抗体的疾病，如系统性及盘状红斑狼疮、类风湿关节炎、风湿性心脏病、麻风、肝硬化、自身免疫性贫血、结节性多动脉炎、桥本甲状腺炎、干燥综合征、慢性肾炎、进行性系统性硬化症等，血清学试验滴度低；吸毒成瘾者，其中绝大多数为静脉注射海洛因者，其滴度可达1：64～1：128；少数孕妇及老年人，也可出现低滴度假阳性反应，一般人群中假阳性率为1%～2%。②梅毒螺旋体抗原试验假阳性：较少见，可见于系统性及盘状红斑狼疮、药物诱发的红斑狼疮、类风湿关节炎、混合结缔组织病、硬皮病、肝硬化、淋巴肉瘤、脑膜瘤、自身免疫性溶血性贫血、莱姆病、结肠癌、麻风、糖尿病，还见于静脉注射海洛因者和妊娠妇女。以系统性红斑狼疮多见。

梅毒血清反应假阳性的处理：技术性假阳性经过重复试验即可除外。急性生物学假阳性,应做梅毒螺旋体抗原血清试验。出现慢性生物学假阳性时,应对患者做全面检查,密切随访,注意有无自身免疫性疾病、麻风、吸毒成瘾等。对于孕妇,如梅毒血清反应阳性,但又不能排除梅毒,为保护胎儿,应做抗梅毒治疗。

(6)梅毒血清反应假阴性:①硬下疳早期,一般在感染后3～4周机体才出现反应素,故在硬下疳早期,非梅毒螺旋体抗原血清试验可阴性。②感染后及时治疗和部分晚期梅毒,由于血清反应素浓度低,非梅毒螺旋体抗原血清试验可阴性。③二期梅毒前带现象时,在少于1%的二期梅毒中非梅毒螺旋体抗原血清学试验可阴性,但血清稀释后可出现阳性反应。④技术操作错误或试剂质量问题。

(7)梅毒治疗后血清学变化:①非梅毒螺旋体抗原试验。接受充分治疗后,一期梅毒多数可阴转,二期梅毒阴转的机会也较多,部分二期复发梅毒可出现血清固定,晚期梅毒血清固定多见。②梅毒螺旋体抗原试验。不管梅毒患者治疗与否,此试验通常终生阳性。但在一期梅毒阶段接受治疗的患者,15%～25%在2～3年后可转阴。

(8)前带现象:在非梅毒螺旋体抗原试验中,有时出现弱阳性、阴性结果,而临床上又表现为二期梅毒的症状和体征,将此血清稀释后再做此试验便出现阳性结果,此现象称为前带现象。原因是血清中抗心磷脂抗体量过多,抑制了阳性反应的出现。

(9)血清固定:是指经过抗梅毒治疗后,非梅毒螺旋体抗原试验在一定时期内不转阴(多低于1:4)。一期梅毒在1年以内,二期梅毒在2年以内转阴均属正常。少数梅毒患者治疗后,血清学反应可持续低滴度(随访3年以上)可判为血清固定。早期梅毒的血清固定,与治疗剂量不足或治疗不规则、复发、再感染或发生神经梅毒有关。晚期梅毒的血清固定,与梅毒的类型及开始治疗早晚有关。晚期梅毒经过正规足量治疗后,即使再予以更多的治疗也不能使血清反应滴度降低。在对此类患者进行详细的检查,特别是除外神经、心脏与其他内脏梅毒后,应停止治疗,做定期随访。

(10)血清复发:指非梅毒螺旋体抗原试验由阴性转为阳性,或滴度上升4倍以上。

六、组织病理学检查

(一)一期梅毒

典型硬下疳,在真皮淋巴管和血管周围有淋巴细胞和浆细胞浸润,小动脉壁肥厚甚至闭塞。用银染色法或荧光抗体染色法可发现梅毒螺旋体。

(二)二期梅毒

斑疹性梅毒疹多无特征性病理变化;丘疹性梅毒疹真皮血管内皮肿胀,周围有大量浆细胞浸润,呈袖口状,有一定诊断意义;扁平湿疣内可见到大量梅毒螺旋体。

(三)三期梅毒

皮疹表现为典型的肉芽肿病变,含大量淋巴细胞、浆细胞、组织细胞、成纤维细胞和上皮样细胞,可有巨细胞。血管管壁增厚,内皮细胞增生,致使管腔狭窄甚至闭塞,发生干酪样坏死。结节性梅毒疹的肉芽肿病变限于真皮内,干酪样坏死一般不广泛。树胶肿的肉芽肿病变较广泛,累及真皮和皮下组织,有大量的上皮样细胞和巨细胞,中央有大片干酪样坏死,皮下大血管病变明显。

七、诊断标准

(一)一期梅毒

1.病史

有非婚性接触史或配偶感染史,潜伏期一般为2~4周。

2.临床表现

(1)硬下疳:直径为1~2 cm,圆形或椭圆形,边缘稍隆起,呈肉红色的轻度糜烂或浅表溃疡,疮面较清洁,分泌物少,不痛不痒,触诊时有软骨样硬度。一般单发,也可多发。多见于外生殖器部位,也可见于肛周、宫颈、口唇、舌、咽等部位。

(2)腹股沟或患处近卫淋巴结可肿大,常为数个,大小不等,质硬,不粘连,不破溃,无痛。

3.实验室检查

(1)暗视野显微镜检查:皮肤黏膜损害或淋巴结穿刺液查见梅毒螺旋体。

(2)梅毒血清学试验阳性,如感染不足3~4周,非梅毒螺旋体抗原试验可阴性,应于2周后复查。

(二)二期梅毒

1.病史

有非婚性接触史及配偶或性伴感染史,可有一期梅毒史,病期2年以内。

2.临床表现

(1)皮疹呈多形性,包括斑丘疹、斑疹、丘疹、鳞屑性皮疹、毛囊疹及脓疱疹等,常泛发对称;掌跖易见暗红斑及脱屑性斑丘疹;外阴及肛周皮疹多为湿丘疹及扁平湿疣等,不痛,可有瘙痒。可有虫蚀样脱发。二期复发梅毒,皮损局限,数目较少。

(2)口腔可发生黏膜斑,也可有眼损害、骨损害、内脏及神经系统损害等。

(3)全身可有轻微不适及浅表淋巴结肿大。

3.实验室检查

(1)暗视野显微镜检查:二期皮疹尤其扁平湿疣、湿丘疹及黏膜斑查见梅毒螺旋体。

(2)梅毒血清学试验阳性。

(三)三期梅毒(晚期梅毒)

1.病史

有非婚性接触史及配偶或性伴侣感染史,可有一期或二期梅毒史。病期＞2年。

2.临床表现

常见结节性皮疹、近关节结节及皮肤、黏膜、骨骼树胶肿等。系统受累时以梅毒性脑膜炎、脊髓痨和麻痹性痴呆多见。

3.实验室检查

(1)梅毒血清学试验:非梅毒螺旋体抗原试验大多阳性,梅毒螺旋体抗原试验为阳性。

(2)组织病理学检查:有三期梅毒的组织病理学特点。

(3)脑脊液检查:若不伴神经梅毒,脑脊液检查无异常。

(四)潜伏梅毒(隐性梅毒)

1.病史

有非婚性接触史及配偶或性伴感染史,可有一期、二期或三期梅毒病史。

2.临床表现

无任何梅毒的症状和体征。

3.实验室检查

非梅毒螺旋体抗原试验2次以上阳性,梅毒螺旋体抗原试验阳性(需排除生物学假阳性)。脑脊液检查正常。

4.分期

病期2年内为早期潜伏梅毒,2年以上为晚期潜伏梅毒。

(五)神经梅毒

1.病史

有非婚性接触史或配偶感染史,可有一期、二期或三期梅毒病史。

2.临床表现

梅毒的任何阶段都可能发生中枢神经系统病变。以出现视觉或听觉症状、颅神经麻痹、脑膜炎、脊髓痨和麻痹性痴呆多见。也可为无任何神经系统表现而脑脊液异常的潜伏神经梅毒。

3.实验室检查

(1)梅毒血清学试验阳性。

(2)脑脊液检查,白细胞计数$>10\times10^6$/L、蛋白定量>500 mg/L,脑脊液的VDRL 试验为阳性。在除外血清污染的情况下,脑脊液 VDRL 阳性对神经梅毒有诊断意义,但也可为阴性;脑脊液 FTA-ABS 的敏感性高,若阴性,一般可除外神经梅毒。

(六)心血管梅毒

1.病史

有非婚性接触史或配偶感染史,可有一期、二期或三期梅毒病史。

2.临床表现

梅毒性主动脉瘤早期可无症状,病情发展时可出现胸痛或压迫邻近组织的症状,梅毒性冠状动脉病可出现心绞痛或猝死。主动脉瓣闭锁不全时可出现脉压增大、水冲脉、甲床毛细血管搏动、舒张期吹风样杂音。

3.实验室检查

梅毒血清学试验阳性。

(七)先天梅毒(胎传梅毒)

1.临床表现

(1)早期先天梅毒(2岁以内):与后天性二期梅毒类似,但皮损常有红斑、丘疹、糜烂、水疱、大疱、皲裂和软骨炎、骨炎及骨膜炎,可有梅毒性鼻炎及喉炎、淋巴结肿大、肝脾大、贫血、发育迟缓等。

(2)晚期先天梅毒(2岁以上):与后天性三期梅毒类似,但以间质性角膜炎、赫秦生齿、鞍鼻、神经性耳聋等较常见,还可出现皮肤、黏膜树胶肿及骨膜炎等,X 线摄片见到干骺端溶骨性破坏和骨骺分离等改变。

(3)先天潜伏梅毒:无临床表现。

2.实验室检查

(1)早期先天梅毒皮肤及黏膜损害中可查到梅毒螺旋体。

(2)梅毒血清学试验阳性。经正规治疗的梅毒孕妇所生的正常婴儿,一般在生后3～6个月RPR试验滴度下降或阴转,如出生时滴度大于或等于母亲滴度的4倍可诊断为先天梅毒。有条件时可做19S-IgM-FTA-ABS试验,有确诊价值。脑脊液检查如出现异常应考虑神经梅毒。

(八)妊娠梅毒

妊娠期发生或发现的活动性梅毒或潜伏梅毒。

八、鉴别诊断

梅毒的临床表现复杂,要鉴别的疾病很多,鉴别时要注意以下事项:①有无感染史;②皮疹的临床特点;③梅毒螺旋体检查;④梅毒血清反应;⑤必要时做组织病理学检查。

(一)一期梅毒

1.硬下疳

需与软下疳、生殖器疱疹、性病性淋巴肉芽肿、糜烂性龟头炎、白塞病、固定型药疹、癌肿、皮肤结核等鉴别。

2.梅毒性腹股沟淋巴结肿大

需与软下疳、性病性淋巴肉芽肿鉴别。

(二)二期梅毒

1.梅毒性斑疹

需与玫瑰糠疹、银屑病、白癜风、花斑癣、药疹、多形性红斑、远心性环状红斑等鉴别。

2.梅毒性丘疹、斑丘疹和扁平湿疣

需与银屑病、体癣、扁平苔藓、毛发红糠疹、尖锐湿疣等鉴别。

3.梅毒性脓疱疹

需与各种脓疱病、脓疱疮、臁疮、雅司、聚合性痤疮等鉴别。

4.黏膜梅毒疹

需与传染性单核细胞增多症、地图舌、鹅口疮、扁平苔藓等鉴别。

(三)三期梅毒

1.结节性梅毒疹

需与寻常狼疮、类肉瘤、瘤型麻风等鉴别。

2.树胶肿

需与寻常狼疮、瘤型麻风、硬红斑、结节性红斑、小腿溃疡、脂膜炎、癌肿等鉴别。

(四)神经梅毒

血清和脑脊液的梅毒血清学试验对各型神经梅毒的鉴别诊断十分重要。

1.梅毒性脑膜炎

需与由各种原因引起的淋巴细胞性脑膜炎相鉴别,包括结核性脑膜炎、隐球菌性脑膜炎、钩端螺旋体病和莱姆病等。

2.脑膜血管梅毒

需与各种原因引起的脑卒中相鉴别,包括高血压、血管硬化性疾病、脑血栓等。

3.脊髓脑膜血管梅毒

需与各种原因引起的横断性脊髓炎相鉴别,包括前脊髓动脉阻塞、脊髓硬脑膜外脓肿或感染性肉芽肿、硬脑膜出血、肿瘤脑转移等。

4.全身性麻痹病

需与脑肿瘤、硬膜下血肿、动脉硬化、老年性痴呆、慢性酒精中毒和癫痫发作等相鉴别。

5.脊髓结核

需与艾迪综合征、糖尿病性假脊髓结核等鉴别。

(五)心血管梅毒

梅毒性主动脉瘤需要与严重主动脉硬化症相鉴别;梅毒性冠状动脉病需要与冠状动脉粥样硬化相鉴别;梅毒性主动脉瓣闭锁不全需与慢性单纯性主动脉瓣闭锁不全相鉴别。

九、治疗原则

梅毒诊断必须明确;及早治疗,治疗越早效果和预后越好;以青霉素为首选药物;剂量必须足够,疗程必须规则;治疗后要做随访观察;患者配偶及性伴应同时接受检查和治疗。

十、治疗目的

(一)早期梅毒

迅速杀灭体内梅毒螺旋体,消除传染性;使损害消失,达到临床治愈,力争梅毒血清阴转(注:指非梅毒螺旋体抗原试验阴转);防止梅毒螺旋体对人体重要脏器的损害,预防复发和发生晚期梅毒。

(二)晚期梅毒

杀灭体内梅毒螺旋体,防止发生新的损害,对已造成的脏器实质性病变治疗后炎症可消退,已损害的组织可被瘢痕代替,功能常不能完全恢复,不一定要求血清阴转。

(三)妊娠梅毒

早期足量治疗不但能治愈孕妇梅毒,并可能使胎儿免受感染;或虽遭受感染,经治疗后其症状较轻,不发生或少发生发育畸形。

(四)先天梅毒

使症状消失或症状不再加重。先天梅毒病儿在母体内造成的某些发育畸形和临床表现,通过治疗多只能使其不再恶化,难以得到完全恢复。早期先天梅毒,要求症状消失,血清阴转;晚期先天梅毒,要求损害消失,防止新的损害发生,不一定要求血清阴转。

(五)潜伏梅毒

保障患者的健康,防止症状复发,防止晚期梅毒的发生和发展,争取血清阴转。对晚期潜伏梅毒,要求给足量的抗梅毒治疗,但短期内常不能使血清阴转。

(六)心血管梅毒和神经梅毒

应会同有关专家,慎重进行抗梅毒治疗,防止治疗中症状加重恶化,防止治疗矛盾和吉海反应。

十一、治疗药物

(一)青霉素类

包括苄星青霉素、普鲁卡因青霉素、水剂青霉素等,是所有类型梅毒的首选和最有效治疗药物,依从性好,没有出现耐药性;只有在青霉素过敏的情况下,才考虑使用其他抗生素。

(二)四环素类

四环素类包括四环素、多西环素、米诺环素,是优先推荐的青霉素过敏时的替代药物,多西环素的血-脑屏障穿透性优于四环素,四环素类不能用于妊娠期梅毒患者。

(三)大环内酯类

主要是红霉素和阿奇霉素。红霉素作为替代治疗药物,疗效低于青霉素,血清学反应较弱(滴度下降较慢),通过血-脑屏障或胎盘的能力差,有妊娠期治疗失败的报道,荐孕妇在分娩后再次治疗,也有耐药的报道。阿奇霉素治疗早期梅毒有效,治疗方案为 0.5 g,1 次/天,疗程 10 天。阿奇霉素 1 g 顿服,对梅毒接触者有预防作用。

(四)头孢曲松

头孢曲松的血-脑屏障通透性好,主要用于青霉素过敏者,治疗方案为每天 0.25～1 g,肌内注射或静脉注射,疗程 5～10 天。

十二、治疗方案

(一)早期梅毒(包括一期、二期梅毒和早期潜伏梅毒)

1.青霉素

(1)苄星青霉素 240 万 U,分两侧臀部肌内注射,每周 1 次,共 2 或 3 次。

(2)普鲁卡因青霉素 80 万 U,1 次/天,肌内注射,疗程 10～15 天,总量 800 万～1 200 万 U。

2.青霉素过敏者可用以下替代方案

(1)四环素 500 mg,4 次/天,口服,疗程 15 天。

(2)多西环素 100 mg,2 次/天,口服,疗程 15 天。

(3)红霉素 500 mg,4 次/天,口服,疗程 15 天。

(二)晚期梅毒

包括三期皮肤、黏膜或骨骼梅毒,晚期潜伏梅毒,不能确定病期的潜伏梅毒及二期复发梅毒。

1.青霉素

(1)苄星青霉素 240 万 U,分两侧臀部肌内注射,每周 1 次,共 3 次,总量720 万 U。

(2)普鲁卡因青霉素 80 万 U,1 次/天,肌内注射,疗程 20 天。可根据情况,2 周后进行第 2 个疗程。

2.青霉素过敏者

可用替代方案。

(1)四环素 500 mg,4 次/天,口服,疗程 30 天。

(2)多西环素 100 mg,2 次/天,口服,疗程 30 天。

(3)红霉素 500 mg,4 次/天,口服,疗程 30 天。

(三)心血管梅毒

应住院治疗,如有心力衰竭,应在控制心力衰竭后开始抗梅毒治疗。

1.青霉素

为避免吉海反应,青霉素注射前 1 天可口服泼尼松 10 mg,2 次/天,用 3 天。应从小剂量水剂青霉素开始,逐渐增加剂量。首日 10 万 U,1 次/天,肌内注射;第 2 天 10 万 U,2 次/天,肌内注射;第 3 天 20 万 U,2 次/天,肌内注射;自第 4 天起,用普鲁卡因青霉素 80 万 U,肌内注射,1 次/天,疗程 15 天,总剂量 1 200 万 U,共 2 个疗程,疗程间休药 2 周,必要时可给予多个疗程。

2.青霉素过敏者

同晚期梅毒替代方案。

(四)神经梅毒

应住院治疗,为避免吉海反应,可在青霉素治疗前一天口服泼尼松 10 mg,2 次/天,连续 3 天。应用大剂量青霉素静脉滴注时,少数患者会产生青霉素脑病,表现为肌肉阵挛、抽搐、昏迷等,需立即停药。

1.青霉素

(1)水剂青霉素,每天 1 800 万～2 400 万 U,静脉滴注,即每次 300 万～400 万 U,每 4 小时一次,疗程10～14 天,继以苄星青霉素 240 万 U,每周 1 次,肌内注射,连续 3 次。

(2)普鲁卡因青霉素 240 万 U,1 次/天,同时口服丙磺舒 0.5 g,4 次/天,疗程 10～14 天,继以苄星青霉素 240 万 U,每周 1 次,肌内注射,连续 3 次。

2.青霉素过敏者

同晚期梅毒替代方案。

(五)妊娠梅毒

1.青霉素

根据梅毒分期的不同,采用相应的青霉素方案治疗。妊娠初 3 个月内治疗 1 个疗程,妊娠末 3 个月时再治疗 1 个疗程。

2.青霉素过敏者

用红霉素 500 mg,口服,4 次/天,早期梅毒疗程 15 天,二期复发及晚期梅毒疗程 30 天。妊娠初 3 个月与妊娠末 3 个月各治疗 1 个疗程,但所生的婴儿应用青霉素补治。孕妇禁用四环素和多西环素。

(六)先天梅毒(胎传梅毒)

1.早期先天梅毒(2岁以内)

如无条件检查脑脊液者,可按脑脊液异常者治疗。

(1)脑脊液异常者:水剂青霉素,10万~15万 U/(kg·d),出生后7天以内的新生儿,以每次5万 U/kg,静脉注射,2次/天;出生7天以后的婴儿,1次/8小时,直至总疗程10~14天。或普鲁卡因青霉素,5万 U/(kg·d),肌内注射,1次/天,疗程10~14天。

(2)脑脊液正常者:苄星青霉素,5万 U/(kg·d),分两侧臀部1次肌内注射。

2.晚期先天梅毒(2岁以上)

对较大儿童的青霉素用量,不超过成人同期患者的治疗用量。

(1)青霉素:水剂青霉素,20万~30万 U/(kg·d),每4~6小时1次,静脉滴注或肌内注射,疗程10~14天。或普鲁卡因青霉素,5万 U/(kg·d),肌内注射,疗程10~14天。可给予第2个疗程。

(2)青霉素过敏者:可用红霉素,7.5~12.5 mg/(kg·d),分4次口服,疗程30天。8岁以下儿童禁用四环素。

(七)合并 HIV 感染的梅毒

(1)一、二期梅毒和早期潜伏梅毒:治疗与无 HIV 感染者相同。

(2)晚期潜伏梅毒或病期不能确定者:如脑脊液检查正常,苄星青霉素240万 U,肌内注射,每周1次,共3次。如脑脊液检查有异常,按神经梅毒治疗方案进行治疗。

十三、治疗注意事项

(一)药物选择

(1)青霉素是所有类型梅毒的首选和最有效治疗药物,依从性好,没有出现耐药性;只有在青霉素过敏的情况下,才考虑使用其他抗生素。

(2)四环素、多西环素、红霉素作为替代治疗药物,因需要多次用药,患者的依从性是治疗成功与否的关键。

(3)头孢曲松、阿奇霉素、米诺环素对部分梅毒有效,但现有资料及临床经验有限,其远期疗效不明确。

(二)治疗矛盾

晚期梅毒抗梅毒治疗可使肉芽肿吸收,代替以结缔组织,形成瘢痕,如在重要器官中则影响其功能。因此,晚期梅毒患者在治疗后,自觉症状可能加重,出现功能障碍。

(三)吉海反应

又称疗后剧增反应,常发生于首剂抗梅毒药物治疗后数小时,并在 24 小时内消退。全身反应似流感样,包括发热、怕冷、全身不适、头痛、肌肉骨骼痛、恶心、心悸等。此反应常见于早期梅毒,反应时硬下疳可肿胀,二期梅毒疹可加重。在晚期梅毒中发生率虽不高,但反应较严重,特别是在心血管梅毒和神经梅毒患者中可危及生命。此反应还可致孕妇早产或胎儿宫内窒息,应给予必要的医疗监护和处理,但不应就此不治疗或推迟治疗。预防方法:可由小剂量开始抗梅毒治疗;可在疗前给予短疗程泼尼松,每天 20 mg,分2 次口服,持续 3 天;但目前不主张预防性用药。一旦发生此反应时,应对症处理,必要时住院治疗。

十四、随访

梅毒经足量规则治疗后,应定期随访观察,包括全身体检和复查非梅毒螺旋体抗原血清学试验滴度,以了解是否治愈或复发。

(一)早期梅毒

随访2～3 年,第 1 年每 3 个月复查 1 次,以后每半年复查 1 次。如血清反应由阴性转为阳性或滴度升高 4 倍以上,属血清复发;或有临床症状复发,均应加倍量复治。如在疗后 6 个月内血清滴度不下降4 倍,应视为治疗失败,或再感染,除需加倍剂量重新治疗外,还应考虑是否需要做脑脊液检查,以观察神经系统有无梅毒感染。通常一期梅毒在 1 年内、二期梅毒在 2 年内,血清可阴转。对于血清固定者,如无临床症状复发,是否再治疗可视具体病情而定,但应做神经系统检查及脑脊液检查,以及时发现无症状的神经梅毒。

(二)晚期梅毒

需随访 3 年,第 1 年每 3 个月 1 次,以后每半年 1 次。对血清固定者,如临床上无复发表现,并除外神经、心血管及其他内脏梅毒,可不必再治疗,但要定期复查血清反应滴度,随访 3 年以上判断是否终止观察。

(三)心血管梅毒及神经梅毒

需随访 3 年以上,除定期做血清学检查外,还应由专科医师终身随访,根据临床症状进行相应处理。神经梅毒治疗后 3 个月做第 1 次检查,包括脑脊液检查,以后每 6 个月 1 次,直到脑脊液正常。此后每年复查 1 次,至少 3 年。无症状性神经梅毒、梅毒性单纯性主动脉炎可完全治愈;但梅毒主动脉瓣闭锁不全、冠状动脉口狭窄、梅毒性主动脉瘤及有症状的神经梅毒等,虽经充分治疗,其症状和体征也难以完全改善。

(四)妊娠梅毒

治疗后,分娩前每月复查梅毒血清反应,分娩后随访同其他梅毒。

(五)梅毒孕妇的婴儿

(1)经过充分治疗的梅毒孕妇所生婴儿。婴儿出生时,如血清反应阳性,应每月复查 1 次;8 个月时,如呈阴性,且无先天梅毒的临床表现,可停止观察。婴儿出生时,如血清反应阴性,应于出生后 1 个月、2 个月、3 个月及 6 个月复查,至 6 个月时仍为阴性,且无先天梅毒的临床表现,可除外梅毒。在随访期间出现滴度逐渐上升,或出现先天梅毒的临床表现,应立即予以治疗。

(2)未经充分治疗或未用青霉素治疗的梅毒孕妇所生婴儿,或无条件对婴儿进行随访者,可对婴儿进行预防性梅毒治疗,对孕妇进行补充治疗。

十五、治愈标准

判断梅毒是否治愈,标准有二:临床治愈和血清治愈。

(一)临床治愈

一期梅毒(硬下疳)、二期梅毒及三期梅毒(包括皮肤、黏膜、骨骼、眼、鼻等)损害愈合消退,症状消失。以下情况不影响临床判愈。

(1)继发或遗留功能障碍(视力减退等)。

(2)遗留瘢痕或组织缺损(鞍鼻、牙齿发育不良等)。

(3)梅毒损害愈合或消退,梅毒血清学反应仍阳性。

(二)血清治愈

抗梅毒治疗后 2 年以内梅毒血清反应(非梅毒螺旋体抗原试验)由阳性转变为阴性,脑脊液检查阴性。

第三节　软　下　疳

软下疳是由杜克雷嗜血杆菌引起的疾病,表现为急性、多发性、疼痛性阴部溃疡,伴腹股沟淋巴结肿大、化脓及破溃为特征的一种经典性病。多见于热带和亚热带发展中国家。我国 2003 年报告软下疳 765 例,比 2002 年的 1 009 例减少 24.18%。

医学证实,软下疳是人类免疫缺陷病毒(HIV)感染的促发因素。美国及其他一些国家已经发现在软下疳患者中 HIV 感染率增高。此外,约 10% 的软下疳患者合并有梅毒螺旋体及生殖器疱疹病毒感染。

一、病原体简介

本病的病原体是杜克雷嗜血杆菌,是一种革兰氏染色阴性的兼性厌氧菌,长约 2.0 μm,宽约 0.5 μm,短棒状,末端钝圆,多在细胞外成对或呈链状排列,少数以团块状分布于细胞内;该菌无运动能力,无芽孢。低温下可长期存活,但耐热性差,在 65 ℃条件下即可迅速将其杀死。患者溃疡基底部脓性分泌物,经特殊染色方法处理后,在显微镜下显示串状球杆菌;培养后细菌排列呈鱼群游泳状,无芽孢,兼性厌氧,需要氧高铁血红素——第 X 因子才能生长。猿、黑猩猩、兔和小鼠接种可产生试验性疾病,供人类研究其特性。

二、传播途径

当人体存在创伤和擦伤时,是杜克雷嗜血杆菌进入人体表皮的必备条件。皮损处的杜克雷嗜血杆菌通常在巨噬细胞和中性粒细胞中生存,亦可见于间质组织中。杜克雷嗜血杆菌潜在的毒力因子有脂寡糖、菌毛、细胞外毒素、低溶血素和胞质铜锌超氧化物歧化酶。

本病为性接触传播。常见于男性,男女之比约为 9∶1。女性患者少可能是由于发生在阴道及宫颈的损害较少引起症状而未被诊断与统计之故,女性是杜克雷嗜血杆菌的宿主,是向男性传染的病菌来源。

三、临床表现

本病主要通过性接触传播,也可自身接种。男性患者多见。

(一)潜伏期

潜伏期 3~14 天,以 4~7 天常见。

(二)初发损害

其表现为外生殖器部位的炎性小丘疹,24~48 小时后,迅速形成脓疱,3~5 天后脓疱破溃后形成溃疡,疼痛明显。

(三)好发部位

皮疹好发于男性的包皮、冠状沟、龟头、阴茎、肛周等处;女性多见于大小阴唇、阴蒂、阴道口、子宫颈、尿道内、会阴等处。亦可出现于手、乳房、股部、腹部、口唇、口腔内、眼睑等非生殖器部位。

(四)溃疡特点

原发皮损为微生物入侵部位的炎性小丘疹,周围绕以红晕,1~2 天后迅速发展为小脓疱,2~5天内脓疱破裂形成境界清楚、边缘不整齐的潜行性溃疡,圆形或椭圆形,直径 2~20 mm。溃疡呈圆形或卵圆形,边缘不整齐,可潜行穿凿,周围皮肤潮红。溃疡基底见颗粒状肉芽组织,易出血,覆以浅黄色脂样苔或有脓性分泌物。溃疡大小不一,单个溃疡为 3~20 mm。软下疳溃疡基底部柔软,可明显区别于梅毒性硬下疳。溃疡基底触之较软,易出血,上部覆灰黄色脓性分泌物及坏死组织,有恶臭;可由于自身接种,在原发皮损周围出现成簇的卫星状溃疡。男性患者溃疡疼痛剧烈,女性溃疡如发生于阴道或宫颈则疼痛较轻,但可有烧灼感。

(五)溃疡数目

软下疳数目通常仅 1~2 个,因可自体接种而形成多发的卫星状溃疡,曾有多达 10 个损害的报道。其数目多少取决于患者自体污染与自体接种的情况。

(六)隐匿病灶

女性的症状常常不明显,也不容易发现,可有排尿疼痛、排便疼痛、直肠出血、交媾困难或疼痛及阴道溢液而就诊,被医师诊断为软下疳。

(七)急性化脓性尿道炎

资料报道,在非洲内罗毕性病诊所中发现,1%~2%的急性化脓性尿道炎男性患者感染了杜克雷嗜血杆菌。

(八)淋巴结炎

约50%的病例发生急性疼痛性腹股沟淋巴结炎,常于发病 1 周左右出现,称为软下疳横痃,多为单侧性。淋巴结为单房性、无疼痛、多有触痛。红肿的淋巴结最后化脓、破溃而形成溃疡。其创口外翻成唇状,中医称为"鱼口"。

如未经治疗溃疡可持续 1～3 个月,预后遗留瘢痕。因无免疫保护,可重复感染。本病一般不发生血行播散,但局部可继发厌氧和/或需氧菌感染。若合并有梅毒感染者形成的溃疡称为"混合下疳"(即杜克雷嗜血杆菌形成的软下疳与梅毒螺旋体形成的硬下疳同时存在),表现在软下疳感染 0.5～1 个月,皮损愈合后发生硬下疳,部分患者可能表现为隐性梅毒。因此,对软下疳患者应常规进行梅毒血清学检测。

(九)软下疳并发症

(1)腹股沟淋巴结炎,发生率 50%,急性者多为单侧,皮损初起约指腹大,表面红肿热痛,有波动感,可形成单腔脓肿,易破溃,后迅速融合成鸡蛋大小或更大的肿块,沿腹股沟分布并与周围组织粘连,可破溃呈"鱼口状"外翻,流出浓稠的米汤色脓液,可形成窦道,预后遗留不规则瘢痕。

(2)包茎、嵌顿性包茎、阴唇粘连或狭窄。

(3)尿道瘘和尿道狭窄,前者由尿道内溃疡所致,溃疡瘢痕形成后收缩可引起尿道狭窄。

(4)阴茎淋巴管炎和阴囊、阴唇象皮肿,由于病原微生物侵犯淋巴管引起。

四、实验室检查

(一)组织病理检查

典型的软下疳由 3 个炎症带组成。

(1)浅层有坏死组织、红细胞、纤维蛋白、变性的中性粒细胞和大量的杜克雷嗜血杆菌。

(2)中层有许多新生的毛细血管、血管栓塞和继发性坏死。

(3)深层有弥漫性浆细胞和淋巴细胞浸润。

(二)涂片检查

从溃疡底部和潜行边缘取材进行革兰氏染色,可见革兰氏阴性单个球杆菌或"鱼群"状杆菌,后者在细胞或黏液碎片之间呈平行柱状排列。

(三)细菌培养

取好的标本应于 2 小时内(最好在 1 小时内)接种在特制的培养基上。菌落在接种后 24 小时内一般为针尖大小,48～72 小时增至 1～2 mm;呈灰黄色颗粒状,致密,隆起,非黏液样,大小不等。生化鉴定显示硝酸盐还原酶、碱性磷酸酶、细胞色素氧化酶、β-内酰胺酶试验阳性,过氧化氢酶试验常为阴性。

五、诊断

本病主要根据病史(当地流行病学背景及性接触史等)、典型临床表现和实验室检查结果(直接涂片、细菌培养或免疫荧光快速检测等方法)进行诊断。

(一)诊断依据

临床上凭溃疡外观诊断的准确率只有 33％～53％,涂片检查也难确诊,唯一可靠的诊断方法是细菌培养,这对于少发病地区或首例报道尤其重要。从临床标本中分离杜克雷嗜血杆菌和生化鉴定是确诊的最佳方法。

(二)推理诊断

为了临床及监测目的,应注意患者是否具有下列症状或体征。

(1)有一个或多个疼痛性生殖器溃疡。

(2)溃疡渗出物做暗视野检查,或在溃疡出现 7 天后做梅毒血清学试验,未发现梅毒螺旋体感染证据。

(3)临床表现如干性溃疡的外观及局部淋巴结肿大,符合软下疳。

(4)溃疡渗出液单纯疱疹病毒(HSV)检测阴性,则可作出软下疳的可能诊断。

(5)1/3 的患者出现疼痛性溃疡及腹股沟淋巴结肿大、触痛,两者同时存在即提示软下疳的诊断;如伴有化脓性腹股沟淋巴结肿大,几乎可作为软下疳确定诊断的条件。

六、鉴别诊断

(一)与发生在生殖器部位的其他溃疡性疾病鉴别

软下疳应与异型软下疳相鉴别,后者具有以下特征。

1.一次性软下疳

损害小,4～6 天内消失,2 周后发生腹股沟淋巴结病。

2.丘疹性软下疳

像二期梅毒的扁平湿疣。

3.矮小软下疳

像生殖器疱疹所致糜烂,多样小的痛性溃疡。

4.崩蚀性软下疳

溃疡发展迅速,大片坏死,外阴部破坏。

5.毛囊性软下疳

原发为毛囊性丘疹,类似毛囊炎,不久形成毛囊深部小溃疡。

6.匐行性软下疳

多个损害互相融合,形成长而窄的小溃疡。

7.巨大软下疳

溃疡向外扩展增大所致。

8.混合性软下疳

初为软下疳,后感染梅毒螺旋体而发生硬下疳并存。

(二)软下疳与硬下疳的鉴别

详见表6-1。

表 6-1　软下疳与硬下疳的鉴别

鉴别要点	软下疳	硬下疳
潜伏期	4～7 天	21 天
溃疡数目	常多发	75％为单一
溃疡特点	基底软,表面污秽,分泌物多,脓性,有臭味	基底硬,表面清洁,分泌物少,浆液性
疼痛	显著	无
局部淋巴结	肿大、软、痛、化脓、易破溃	肿大、硬、不痛、不化脓
病原体	杜克雷嗜血杆菌	梅毒螺旋体
梅毒血清学试验	阴性	阳性

七、治疗

软下疳的治疗原则应根据药物敏感试验结果选用敏感抗生素治疗。适当的抗生素治疗可使损害在7～14 天内消退。约 5％的病例复发。所有的性伴侣均应同时治疗。有效的药物治疗可治愈感染,消除临床症状,预防传染给他人。常用药物治疗可选用阿奇霉素。较晚期患者,尽管治疗有效果,但仍会形成瘢痕。

(一)全身治疗

推荐方案:阿奇霉素 1 g,口服,一次性给药;或头孢曲松 250 mg,肌内注射,单次给药;或环丙沙星 500 mg,口服,每天 2 次,共用 3 天;红霉素 500 mg,每天 3 次,7 天为 1 个疗程。

(二)局部治疗

1.溃疡治疗

用 1∶5 000 高锰酸钾或过氧化氢液体冲洗,外用红霉素软膏或聚维酮碘敷料覆盖。

2.淋巴结脓肿治疗

一般不应切开淋巴结脓肿,可通过正常部位皮肤进针进行抽吸,亦可在全身使用抗生素控制的情况下进行切开引流。

3.包皮环切术

未做包皮环切者的疗效不及已做环切者的疗效,包茎患者在活动性损伤愈合后应行包皮环切术。

(三)疗效观察

药物治疗 3~7 天后,应对患者进行再次检查,若治疗有效,3 天内溃疡症状即有改善,7 天内溃疡即可见明显愈合。否则,应考虑:①诊断是否正确;②是否同时合并另一种性病的病原体感染;③是否同时有 HIV 感染;④杜克雷嗜血杆菌是否对所使用的抗生素耐药。通常溃疡愈合的时间和溃疡大小有关,较大的溃疡可能需要 2 周才能愈合,淋巴结的临床消退要比溃疡慢。软下疳不经治疗的自然病程可持续数月,小的病损可在 2~4 周内愈合。有报告,未经治疗的生殖器溃疡和腹股沟脓肿可持续数年。

(四)疗效判断

1.治愈

单发或多发性浅溃疡及肿大或化脓的腹股沟淋巴结消失,症状消失。

2.有效

单发或多发性浅溃疡及肿大或化脓的腹股沟淋巴结变小,症状减轻。

3.无效

经治疗浅溃疡及肿大或化脓的腹股沟淋巴结无变化或加重,症状不减。

八、预防

(1)杜绝一切不洁性活动,因为患者是软下疳病原体的唯一传播者,尤其是嫖娟之类的婚外性活动。

(2)对性伴侣进行同时治疗与追踪检查。

(3)治疗期间停止一切性活动。

（4）所使用过的内衣、内裤进行彻底消毒，可以用煮沸消毒，因为杜克雷嗜血杆菌在 65 ℃ 以上就会被杀死。

（5）对于可疑病例，不要轻易放过，应请有条件的医疗机构进一步鉴定。

（6）对于急性尿道炎者，若有软下疳可疑症状或体征者应进一步检查，不要被一个病因所迷惑。

第四节　生殖器疱疹

生殖器疱疹是由单纯疱疹病毒（herpes simplex virus，HSV）引起的性病，特点是生殖器及肛门皮肤溃疡，呈慢性反复发作过程。HSV 属双链 DNA 病毒，分 HSV-1 及 HSV-2 两个血清型。70%～90% 的原发性生殖器疱疹由 HSV-2 引起，由 HSV-1 引起者占 10%～30%。复发性生殖器疱疹主要由 HSV-2 引起。

一、传播途径

由于 HSV 在体外不易存活，主要由性交直接传播。由于多数 HSV-2 感染者无症状或症状轻微而成为病毒携带者。孕妇合并 HSV 感染，HSV 可通过胎盘造成胎儿宫内感染（少见）或经软产道感染新生儿（多见）。

二、发病机制

HSV 是嗜神经病毒，经破损的皮肤黏膜进入角质形成细胞，在细胞内复制，细胞肿胀、变性、坏死，产生皮肤损害。感染细胞可与未感染细胞融合，形成多核巨细胞。HSV 也可不产生临床症状而沿感觉神经轴索迁移到骶神经节，形成潜伏感染。HSV 感染后 1 周血中出现特异性 IgM 抗体，2 周左右出现特异性 IgG 抗体，抗体可中和游离病毒，阻止病毒扩散，但抗体不能清除潜伏的病毒，也不能防止疱疹复发。在机体免疫力降低或某些因素如日晒、月经、寒冷、发热、劳累等可激活潜伏的 HSV，病毒沿感觉神经轴索下行到末梢而感染邻接的皮肤黏膜细胞并进行增殖，导致局部疱疹复发。

三、临床表现

可有原发性及复发性两种表现。

(一)原发性生殖器疱疹

潜伏期为 2~20 天,平均 6 天。患部先有烧灼感,表现为群集丘疹,可单簇或散在多簇,丘疹很快形成水疱,疱液中可有病毒。2~4 天疱疹破裂形成糜烂或溃疡,伴有疼痛,随后结痂自愈,若未继发细菌感染,不留痕迹。好发部位大阴唇、小阴唇、阴道口、尿道口、阴道、肛门周围、大腿或臀部,约 90% 累及宫颈。亦有原发疱疹仅累及宫颈,宫颈表面易破溃而产生大量排液。发病前可有全身症状如发热、全身不适、头痛等。几乎所有患者均出现腹股沟淋巴结肿大、压痛。部分患者出现尿急、尿频、尿痛等尿道刺激症状。病情平均经历 2~3 周缓慢消退,但愈后容易复发。

(二)复发性生殖器疱疹

首次复发多出现在原发性生殖器疱疹皮损消退后 1~4 个月内。发病前局部烧灼感、针刺感或感觉异常,随后群簇小水疱很快破溃形成糜烂或浅溃疡。复发患者症状较轻,水疱和溃疡数量少,面积小,愈合时间短,病程 7~10 天,皮损多在 4~5 天愈合,较少累及宫颈,腹股沟淋巴结一般不肿大,无明显全身症状。

四、诊断

根据病史、临床典型表现可作出临床诊断,加下列实验室检查中的 1 项即可确诊。

(一)细胞学检查

以玻片在疱疹底部作印片,Wright-Giemsa 染色,显微镜下见到具有特征性的多核巨细胞或核内嗜酸性包涵体,此法敏感性低。

(二)病毒抗原检测

从皮损处取标本,以单克隆抗体直接免疫荧光试验或酶联免疫吸附试验检测 HSV 抗原,是临床常用的快速诊断方法。

(三)病毒培养

取皮损处标本进行病毒培养、分离、鉴定、分型,是诊断 HSV 感染的金标准方法,但操作复杂,花费大。

(四)核酸检测

已有报道应用核酸杂交技术及 PCR 技术诊断生殖器疱疹,可提高诊断的敏感性并可进行分型。

五、治疗

生殖器疱疹为易复发疾病,尚无彻底治愈方法。治疗目的是减轻症状,缩短病程,减少 HSV 排放,控制其传染性。

(一)抗病毒治疗

以全身抗病毒药物为主。

1.原发性生殖器疱疹

阿昔洛韦 200 mg,每天 5 次,口服,连用 7～10 天;或伐昔洛韦 1 000 mg,每天 2 次,口服,连用7～10 天;或泛昔洛韦 250 mg,每天 3 次,口服,连用5～10 天。

2.复发性生殖器疱疹

最好在出现前驱症状或皮损出现 24 小时内开始治疗。阿昔洛韦 200 mg,每天 5 次,连服 5 天;或伐昔洛韦 500 mg,每天 2 次,连服 5 天;或泛昔洛韦 125 mg,每天 3 次,连服 5 天。

3.频繁复发患者(1 年内复发 6 次以上)

为减少复发次数,可用抑制疗法。阿昔洛韦 400 mg,每天 2 次口服;或伐昔洛韦 500 mg,每天 1 次口服;或泛昔洛韦 250 mg,每天 2 次口服。这些药物需长期服用,一般服用 4 个月～1 年。

4.严重感染

指原发感染症状严重或皮损广泛者。阿昔洛韦每次 5～10 mg/kg 体重,每 8 小时 1 次,静脉滴注,连用 5～7 天或直至临床症状消退。

(二)局部治疗

保持患处清洁、干燥。皮损处外涂 3% 阿昔洛韦霜、1% 喷昔洛韦乳膏或酞丁胺霜等。

六、治愈标准与随访

患处疱疹损害完全消退,疼痛、感觉异常以及淋巴结肿痛消失为治愈。虽易复发,预后好。对无 HIV 感染或其他合并症者,治疗后一般无需随诊。

七、生殖器疱疹合并妊娠

妊娠期免疫力降低,生殖器疱疹的易感性及复发频率增加。HSV 感染对妊娠影响较大,尤其是原发性生殖器疱疹。由于复发性生殖器疱疹母体的抗体可通过胎盘到达胎儿,可保护部分胎儿免受感染。妊娠早、中期感染 HSV 可引起流产、早产、胎儿畸形(小脑畸形、小眼球、视网膜发育不全)、死胎、死产;晚期可引起新生儿感染 HSV,常在 5～7 天发病,出现发热、黄疸、肝脾大,皮肤及眼结膜出现疱疹,重者引起脑膜炎、脊髓灰质炎,导致新生儿死亡,死亡率达 50％～70％,幸存儿多有严重神经系统后遗症。生殖器疱疹合并妊娠的处理:若在妊娠之前有 HSV 感染,在妊娠期未复发,胎儿及新生儿感染的概率不大,可不予处理,但应密切观察胎儿发育情况。妊娠早期感染 HSV,其药物治疗的安全性未得到证实,可征求家属及患者意见决定是否终止妊娠。妊娠晚期感染 HSV,新生儿 HSV 感染率及死亡率均高,应给予抗病毒药物阿昔洛韦治疗;若在分娩时有活动性皮损或阴道分泌物仍能检出病毒,在破膜前或破膜 4 小时内行剖宫产可降低新生儿 HSV 感染率,但若破膜时间超过 4 小时,剖宫产不能降低新生儿感染率。所有 HSV 感染的孕妇所生的新生儿均应密切随访,及早发现 HSV 感染、及早治疗。

八、小结

生殖器疱疹是由单纯疱疹病毒引起的性病,主要由 HSV-2 引起。临床表现因原发性及复发性不同而表现不同。原发性生殖器疱疹的水疱、溃疡、疼痛明显,持续 2～3 周缓解,常有腹股沟淋巴结肿大,而复发性生殖器疱疹的水疱、溃疡轻,持续时间短,无腹股沟淋巴结肿大。若有不洁性生活史,根据典型临床表现可做出临床诊断,实验室检查阳性可确诊。HSV 培养是诊断金标准,但实用性差。病毒抗原检测及核酸检测是临床比较实用的方法。治疗主要以抗病毒药物阿昔洛韦、伐昔洛韦及泛昔洛韦为主。

第五节　支原体感染

成人支原体感染,病原可分为人型支原体(MH)与解脲脲原体(UU)、生殖支原体(MG)、发酵支原体可引起泌尿道、阴道、子宫颈及子宫内膜感染,如尿道炎、盆腔炎、阴道炎、前列腺炎及肾盂肾炎等,并可致不育症及早产。

对阻碍 DNA 复制的喹诺酮类药物,如左旋氧氟沙星、司帕沙星等敏感。

一、病因及发病机制

支原体包括支原体属和脲原体属(旧称解脲支原体或分解尿素支原体),是一种无细胞壁的特殊微生物,因而可变形、无法被革兰方法染色,且可抵抗以细胞壁为靶点的抗生素。

MH、UU（图 6-1、图 6-2）和 MG 在一定条件下可引起泌尿生殖系统感染，正常人尿道中有时也有 UU，故认为其致病性与血清型有关。发现血清 4 型 UU 与 NGU 有关。

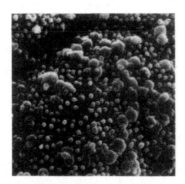

图 6-1　扫描电镜显示 UU 黏附于子宫内膜

伴有 UU 或 MH 的子宫内膜均可分离出 UU 及 MH，

子宫内膜培养和免疫荧光检查亦可检出之

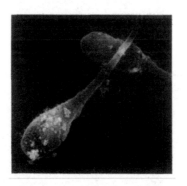

图 6-2　UU 黏附于人类精子

免疫荧光检查和培养不伴有炎症

其致病机制可能是通过吸取宿主细胞膜的胆固醇与脂质作为营养物质，并产生一些有毒的代谢产物，如神经毒素、超氧离子等，使宿主细胞受损。

UU 可通过黏附在精子表面而影响精子运动，引起不育，并可分解尿素产生大量氨，其具有细胞毒作用，也可促使结石的形成。

二、临床表现

脲原体属、MH 和 MG 与疾病的关系见表 6-2。

泌尿生殖道感染临床症状多样且影响因素众多。女性发生宫颈炎和阴道炎时主观感觉常不明显,而男性对尿道感染则很敏感并易受心理暗示、尿道畸形、龟头包皮炎、性交等因素影响。

表 6-2　脲原体属、MH 和 MG 与疾病的关系

	脲原体属	人型支原体[a]	生殖支原体[b]
男性尿道炎	＋	－	＋
前列腺炎	±	－	±
附睾炎	±	－	－
尿路结石	＋	－	－
肾盂肾炎	±	＋	－
细菌性阴道炎	±	±	－
宫腔炎	－	－	＋
盆腔炎症性疾病	－	＋	＋
不育	±	－	±
绒毛膜羊膜炎	＋	±	－
自发性流产	＋	±	－
早产/低体重儿	＋	－	－
子宫内发育迟缓	±	－	－
产后/流产后发热	＋	＋	－
生殖系统外疾病(包括关节炎)	＋	＋	＋

　　注:－无联系或因果关系;＋因果关系,±无因果关系证据,但有统计学证据;a 传统培养法无法区分 UU 与微小脲原体(UP);b MG 培养困难,临床证据少。

(一)非淋球菌性尿道炎(NGU)

30％～40％的患者主要由 UU 及 MH 引起。临床资料也表明 MG 是 NGU 的病因之一。其尿道炎与衣原体感染尿道炎相似。

(二)附睾炎

MH、UU 可引起附睾炎。

(三)Reiter 病

病因大多数为衣原体,但 MH、UU 和 MG 的作用还不十分清楚。

(四)前列腺炎

所报道 60 例慢性前列腺炎患者中10％检测到 MH,但相匹配的正常对照组中无一例发现。有人用 PCR 技术在前列腺炎的前列腺活检组织中,4％发现生殖器的支原体,其致病作用尚有争议,而且表明在慢性前列腺炎中的作用是极

小的。

(五)细菌性阴道病

患者的阴道标本检测出 MH。

(六)盆腔炎

MH 可能是盆腔炎的病因,但没有证据支持 UU 是有类似作用。

(七)男女不育

UU 阳性的精液精子少,且 UU 吸附精子上,影响对卵细胞的穿透能力,可妨碍受精卵的发育及种植。不育夫妇生殖道 UU 分离阳性率高于生育正常夫妇。此外,MG 亦可引起盆腔炎,继发不孕。

三、实验室检查

(一)UU 培养

常用培养基为牛心浸液或蛋白胨,并含 1％新鲜酵母浸液、10％～20％动物血清及0.5％氯化钠,还可加葡萄糖和精氨酸以促进 MH 和 MG 生长,加入尿素以供 UU 代谢,青霉素抑制杂菌。

初步鉴定包括典型颗粒状或"煎蛋样"菌落、Dienes 染色观察和生化试验,并可用荧光或免疫酶法直接对菌种鉴定。

(二)血清学诊断试验

酶联免疫吸附试验(ELISA)敏感性高,微量免疫荧光法(MIF)具有快速特点。

(三)生物学方法

DNA 探针的敏感性稍差,但特异性高。聚合酶链反应(PCR)的敏感性、特异性均高。

四、实验室检查评价

支原体培养及药物敏感试验的临床指导意义不大。对于致病性最强的MG,目前没有临床检测方法;对于有致病性的 UU 与无致病性的 UP,临床培养检验法不能区分;MH 在尿道、宫颈的致病性尚不明确。实践中不能为使病原学转阴而持续治疗。

解决目前困境的方法是发展分子生物学技术以检测 MG,区分 UU 和 UP,并对 UU 进行基因型分析、定量和细胞内感染检测。UU 是条件致病菌,在宿主细胞内寄生是其致病的关键,因此临床上可通过搜集尿道或宫颈脱落细胞、洗涤离心并试图洗脱细胞表面寄生的 UU 来判断其是否参与临床致病。

五、诊断依据

对支原体感染的诊断应根据临床特征及实验室检查结果作出。

既往规定,当尿道、宫颈拭子涂片及前列腺液检查白细胞计数分别超过 4、30、10/HP 时,可诊断为炎症。由于目前临床上存在对支原体过度治疗,且仍无改良诊断方法,所以仍强调上述标准的应用,但应知道这种检查方法的敏感性并不高。

六、鉴别诊断

鉴别诊断同衣原体感染。

七、治疗

(一)治疗原则

基本方案同衣原体感染。

(二)治疗措施

由于 UU 缺乏细胞壁,故 β-内酰胺类抗生素对其无效。四环素类、喹诺酮类、大环内酯类抗生素为治疗 UU 感染的首选药物,但耐药菌株不断增加。有条件时做支原体的培养及药物敏感试验,寻求最敏感的药物。常用药物:多西环素,第 1 次 0.2 g,以后每次 0.1 g,2 次/天,10～14 天;米诺环素,第 1 次 0.2 g,以后每次 0.1 g,2 次/天,10～14 天;交沙霉素,0.2 g,4 次/天,10～14 天;红霉素,0.5 g,4 次/天,10～14 天;阿奇霉素,1 g,一次顿服,饭前 1 小时或饭后 2 小时服用;克林霉素,0.15～0.30 g,3 次/天,10～14 天;环丙沙星,0.52 g/d,10～14 天。

妊娠期间建议用红霉素或阿奇霉素,儿童(<45 kg)可用红霉素 50 mg/(kg·d),分 4 次口服,或克林霉素 10～20 mg/(kg·d)。

现推荐我国治疗 NGU(MPC)方案,见表 6-3。

美国疾病预防控制中心推荐的治疗方案:①口服红霉素 500 mg,4 次/天,共 7 天;不能耐受者改为 250 mg,4 次/天,共 14 天;②阿莫西林 500 mg,3 次/天,共 7 天;③对配偶进行治疗。近年来对支原体感染已日渐转为用多西环素100 mg,2 次/天,共 7 天;或阿奇霉素 1 g,单剂口服。这已成标准方案被广泛接受。

表 6-3　我国治疗 NGU(MPC)方案

分类	方案
初发 NGU (MPC)	多西环素 100 mg,口服,2 次/天,连服 7～10 天;或阿奇霉素 1 g,一次顿服,需在饭前 1 小时或饭后 2 小时服用;或红霉素500 mg,口服,4 次/天,连服 7 天;或琥乙红霉素 800 mg,口服,4 次/天,连服 7 天;或氧氟沙星 300 mg,口服,2 次/天,连服 7 天;或米诺环素100 mg,口服,2 次/天,连服 10 天
复发 NGU (MPC)	尚无有效的治疗方案,可用甲硝唑 2 g,单次口服,加红霉素 500 mg,口服,4 次/天,共 7 天;或琥乙红霉素 800 mg,口服,4 次/天,连服 7 天
孕妇 MPC	禁用多西环素和氧氟沙星,可用红霉素 500 mg,口服,4 次/天,共 7 天;或红霉素 250 mg,4 次/天,共 14 天;或琥乙红霉素 800 mg,口服,4 次/天,共 7 天;或阿奇霉素 1 g,一次顿服

八、判愈标准与随访

治疗结束 1 周应随访复查。治愈标准是症状消失、尿道分泌物涂片中多形核白细胞≤4/HP,并进行病原体复查。持续性或复发性 NGU 给予复治。

在治疗失败的病例中,完成治疗后不足 3 周所做的支原体培养试验的价值尚不清楚,因为支原体数量较少,可能出现假阴性结果。另外,对治疗成功的病例,完成治疗后<3 周进行的非培养检测,有时可因持续排泄已死亡的病原体亦可出现假阳性。

九、预防

(1)避免婚外性行为。

(2)使用避孕套有部分预防作用。

(3)淋病患者同时使用其他有效药物防止衣原体或支原体感染。

(4)对性伴侣同时进行治疗。

第六节　生殖器念珠菌病

生殖器念珠菌病主要包括妇女念珠菌外阴阴道炎、男性念珠菌性龟头炎和尿道炎。

一、流行病学

生殖器念珠菌病多见于 20～30 岁妇女,妊娠期患病率可以增多 1 倍,有报道75％的育龄妇女一生中至少有过1次阴道念珠菌病病史。其中45％的妇女可能有重复感染史。口服避孕药、糖尿病、免疫缺陷及长期使用抗生素、环境因素、营养情况等皆与此病发病有关。

与阴道念珠菌病发病有关的诱因很多，主要有以下3种。

(一)妊娠与口服避孕药

妊娠妇女极易患念珠菌性阴道炎，发病率可高达30％～40％，口服避孕药者也有同样情况。其原因可能与雌激素水平有关。因雌激素的作用可使阴道上皮细胞内葡萄糖含量增加，从而使阴道的pH升高，可上升至pH 6.5(正常阴道pH 4.5)。儿童或绝经期妇女。因明道上皮细胞内糖原含量减少，故一般不易患念珠菌病。

(二)糖尿病及营养因素

糖尿病也是常见病因之一。研究发现糖尿病患者粒细胞对白念珠菌的杀伤作用减弱，其原因可能单纯为营养因素。大量口服抗生素能诱发阴道念珠菌病，可解释为大量抗生素对细胞的抑制，使利用糖的能力下降。同时抗生素使正常菌群的平衡被破坏，也加重了酵母的生长及致病力。此外，抗生素的存在还抑制了抗体的合成及吞噬过程，使念珠菌更易侵入组织而致病。

(三)机体免疫力的下降

阴道念珠菌病常发生于机体免疫功能下降者。研究表明，患阴道念珠菌病的妇女血液循环中抗念珠菌抗体的滴度比未感染者高。且参与反应的主要是分泌型IgA。另外，那些患复发性念珠菌性阴道炎的妇女，可能产生念珠菌的特异的抑制淋巴细胞。这种抑制淋巴细胞可阻止淋巴细胞对念珠菌的免疫反应。

阴道念珠菌病主要有下列几种传染途径。

1.性接触传染

性接触是生殖器念珠菌病的主要传播方式。

2.间接接触传染

接触污物，如便盆、浴池等可造成间接传染。

3.产道传染

在分娩时，患有念珠菌性阴道炎的产妇的产道内念珠菌可传染给新生儿。

4.子宫内传染

妊娠妇女子宫颈部念珠菌感染羊膜、羊水，可感染胎儿整个皮肤。

5.肛肠传染

肛肠内念珠菌的带菌率较高,并可污染至女阴,肛交者可直接传染给男性生殖器。有人认为妇女本身的肠道是阴道念珠菌重复感染的主要场所。

阴道念珠菌病感染的原因很多,其中与性生活有关的因素目前已被重视。已发现男性念珠菌性龟头炎日益增高可能与不洁性交有关。

二、病原学

念珠菌属不全菌纲,假酵母目,念珠菌科,芽生,有真假菌丝,有厚壁孢子,无子囊。一般情况下为卵圆形的单壁细胞。常有分隔菌丝,成群分布。革兰氏染色为阳性。迄今为止,有报道自然界存在270多种念珠菌。其中致病的以白念珠菌为最常见。其次为热带念珠菌和光滑念珠菌,再次是克柔念珠菌、近平滑念珠菌等。其中白念珠菌对人类的危害最大,致病性最强。从阴道中分离出的念珠菌85%～90%是白念珠菌。念珠菌是双相单细胞酵母。在人体中,无症状时常表现为酵母细胞型,在侵犯组织和出现症状时,常表现为菌丝型。

念珠菌是一种条件致病菌,主要寄生于口腔、阴道、皮肤等处。根据报道,正常人群白念珠菌带菌率可高达40%,妊娠妇女阴道带菌率可为16%～30%,白念珠菌可长期寄生于人体而不致病,当机体抵抗力下降时可致病。引起其发病必须具备两个条件:一是念珠菌繁殖到一定数量且毒性较大,已超过了机体抵抗力对其抑制的条件下,可乘虚而入致病;二是机体抵抗力下降,不足以抗御念珠菌毒力。

三、临床表现

念珠菌病可发生在人体的皮肤、黏膜及内脏等处,由于部位不同,表现也多种多样。生殖器念珠菌病是指性接触的生殖器念珠菌感染性疾病。

生殖器念珠菌病可表现为多种类型,对于男性而言主要有念珠菌性龟头包皮炎和念珠菌性尿道炎。

(一)念珠菌性龟头包皮炎

男性生殖器念珠菌感染多引起龟头包皮炎。20世纪60年代以来,此病逐渐增多。多因女性伴侣患念珠菌性外阴、阴道炎而被感染,多见于已婚男性。包皮过长、局部潮湿、糖尿病等,都会成为念珠菌繁殖致病的诱因。

带菌者一般无症状和体征。仅在冠状沟处可查到念珠菌。常见的症状是阴茎龟头及冠状沟等处红斑、糜烂,常可在红斑上见到白色奶酪样假膜,患者阴茎发痒,在包皮阴囊中可有黏液脓性分泌物。阴囊受累时,在与阴茎接触面上可见鳞屑红斑样皮疹,刺痒明显。少数患者可表现为急性水肿型包皮龟头炎,包皮水肿明显伴刺痒,可出现小溃疡;伴有细菌感染时,甚至可出现嵌顿。极少数男性在与患念珠菌性阴道炎的妇女性交后,数小时内即出现阴茎刺痒、烧灼感,包皮和龟头潮红。这种症状的出现可能是患者对白念珠菌高度过敏所致。

(二)念珠菌性尿道炎

近年来,随着 NGU 和淋球菌性尿道炎增多及滥用抗生素,患念珠菌性尿道炎的男女也不断增多,应引起高度重视。此类尿道炎临床症状和体征与 NGU 不易区别,也有个别患者由于反复发作、反复治疗后尿道口局部潮红、周围呈环状干枯。值得一提的是,尿道口有尖锐湿疣的男女患者,往往合并念珠菌感染,此时患者有排尿不适、尿痛等,局部反复出现少许白色分泌物。遇到这种情况要做真菌培养或镜检,以便尽早确诊。

四、实验室检查

生殖器念珠菌病单靠临床表现是不易确诊的,尤其是男性念珠菌性龟头包皮炎和尿道炎、皮疹无特异性,故应做念珠菌的实验室检查。

(一)直接镜检法

男性患者可刮取病损处皮屑少许。必要时取活组织,用 10％氢氧化钾溶液或盐水涂片。直接镜检时可见卵圆形的发芽孢子及分隔菌丝,折光性较强,阳性检出率约为 60％。若查到大量假菌丝,更说明念珠菌处于致病阶段,因此直接检查对确诊念珠菌的致病性有一定意义。若用荧光直接检查,将标本涂片加标准液处理后,再加抗体荧光等处理。镜下可见假菌丝或孢子呈荧光反应。

(二)染色法

以同样方法取材涂片,固定后,革兰氏染色,置油镜下观察,可找到成群革兰氏阳性的卵圆形孢子,也可见到假菌丝。此方法的阳性检出率为 80％。过碘酸染色假菌丝及孢子呈红色。

(三)培养法

如临床怀疑本病,在涂片检查的同时,可做真菌培养。取标本接种于沙氏培养基上,放入 37 ℃容器内,24～48 小时后观察,可见大量白色小而圆的菌落,用接种针挑取少量菌作涂片,革兰氏染色后,在镜下观察,可见大量芽生孢子,初步可考虑为念珠菌感染,用此方法检查阳性率较高。

(四)发酵试验

念珠菌做发酵试验后,可鉴别是哪种念珠菌,如白念珠菌对葡萄糖及麦芽糖产酸产气,对蔗糖产酸,对乳糖无作用,不水解尿素。

(五)同化试验

念珠菌不同化乳酸、密三糖及硝酸钾。

(六)菌种鉴别

与医学有关的 7 种念珠菌,必须根据其菌落形态、孢子特征及发酵试验等进行分辨。

五、诊断与鉴别诊断

根据典型的临床表现及阴道检查,一般诊断并不困难。但对症状不明显的男性患者和需确诊本病者,需做实验室检查进行鉴别诊断。

男性生殖器念珠菌病应与下列疾病相鉴别。

(一)慢性龟头包皮炎

患者冠状沟及龟头处可红肿、糜烂、渗液,有灰白色脓性分泌物,有时呈溃疡性渗血渗液等,伴瘙痒,多见于包皮过长及包茎者,可由局部不卫生,导致厌氧菌感染所致。不同于念珠菌病的奶酪样假膜。分泌物镜检无假菌丝。

(二)龟头寻常型银屑病

龟头部可见鳞屑型红斑,鳞屑银白色,大部分患者因已给予外用膏药治疗,主要表现为龟头部红斑。患者一般全身都有同样皮疹,鳞屑镜检无假菌丝。治疗时要详细了解病史和用药史。

(三)阴茎固定性药疹

皮疹初始为黄豆大到鸡蛋大的红斑,边界清,可发生水疱,破后糜烂结痂,可多次复发,每次复发在原有皮疹处出现,也可增多或扩大。患者有药物过敏史,分泌物或皮屑镜检无假菌丝。此外,在鉴别诊断的同时,要注意生殖器念珠菌病常与其他性传播疾病同时存在的情况,尤其要注意淋病及其他原因引起的非淋球菌性阴道炎(尿道炎)、尖锐湿疣等。

六、治疗

生殖器念珠菌病,尤其是阴道念珠菌病,80%～90%是由白念珠菌引起的。因此,主要选用针对白念珠菌有效同时对其他念珠菌也同样有效的药物治疗。

(一)治疗原则

(1)无症状带菌者一般不主张特殊治疗。

(2)避免外用糖皮质激素,如氟轻松软膏、曲安西龙软膏、皮炎平霜等。

(3)若非需要,不应用抗生素和糖皮质激素治疗。

(4)治疗期间禁止性交。

(5)性伴侣应追诊检查,患同病者应同时治疗。

(6)患糖尿病等并发症者,应加强对并发症治疗。

(二)治疗方法

1.局部用药

(1)局部用 2%～4%碳酸氢钠溶液冲洗,拭干后涂用 1%～2%甲紫液。

(2)制霉菌素栓剂,每个含制霉菌素 10～20 万 U,每晚 1 个,塞入阴道深部,10～14 天为 1 个疗程。

(3)咪唑类药物,如克霉唑、益康唑、酮康唑等均可使用。男性用霜剂如硝酸咪康唑霜、联苯苄唑外涂,每晚 1 次,共用 14 天。女性用栓剂,如硝酸咪康唑栓 200 mg,每晚 1 个,塞入阴道,共用 14 天。

2.全身用药

(1)伊曲康唑胶囊(伊曲康唑):0.2 g 口服。每天 2 次,共服 1 天,男性患者 0.2 g 口服,每天 1 次,共服 7 天。

(2)氟康唑胶囊:150 mg,口服 1 次。

(3)咪康唑:0.15 g 口服,每天 2 次,共服 1 天。

(4)酮康唑:0.2 g 口服,每天 2 次,共服 5 天。

上述方法任选一种应用。

3.辅助用药

在外用药或口服药的同时,可用纯中药洗剂,如康洁司乐、双子参洗剂、肤阴洁等局部外洗。这些中草药制剂都有一定的辅助治疗作用。

4.注意预防

注意外阴部清洁、干燥,不用不清洁的盆浴,严禁婚外性行为。对易复发患者,应嘱其性伴侣去医院检查治疗。妊娠妇女发现本病,应及时治疗。一般以局部外用药为主。

第七节 尖 锐 湿 疣

尖锐湿疣(condyloma acuminata,CA)由人乳头瘤病毒(human papilloma virus,HPV)感染后引起的外阴皮肤黏膜良性增生,亦可累及肛门、阴道及宫颈,主要经性传播,治疗上以去除病灶及改善症状为主。它是最常见的性病之一,国外发病率占性病的第二位,且目前呈不断上升趋势。

一、病因

尖锐湿疣是由 HPV 感染引起的鳞状上皮增生性疣状病变。人是 HPV 唯一宿主,病毒颗粒直径为 50~55 nm,目前尚未在体外培养成功。HPV 属环状双链 DNA 病毒,其基因组的早期(E)区含有 7 个开放读码框(E1~E7),晚期(L)区有 2 个开放读码框(L1、L2)。早期区基因编码蛋白参与病毒 DNA 复制、转录调节(E1、E2)对宿主细胞的转化(E5、E6、E7);L1、L2 编码病毒衣壳蛋白并参与病毒装配。近年来分子生物学技术研究发展迅速,证实 HPV 有一百种以上的型别,其中超过 30 种与生殖道感染有关,除可以引起尖锐湿疣,还与生殖道肿瘤有关。依据引起肿瘤可能性高低将其分为低危型及高危型。低危型有 6、11、40、42~44、61 型;高危型有 16、18、31、33、35、39、45、56、58 型。其中至少有 10 个型别与尖锐湿疣有关(如 6、11、16、18 及 33 型,最常见 6、11 型)。HPV 普遍存在于自然界,促使感染的高危因素有过早性生活、多个性伴侣、免疫力低下、高性激素水平、吸烟等。尖锐湿疣往往与多种性传播疾病合并存在,如梅毒、淋病、外阴阴道假丝酵母病、衣原体感染等。

二、传播途径

主要传播途径为性行为后直接感染,也可通过自动接种或经接触污染的内裤、浴盆、浴巾、便盆等间接感染。CA 患者的性伴侣约 60% 发生 HPV 感染,而 HPV 感染母亲可致新生儿喉乳头瘤,但其传播途径为宫内感染、产道感染或产后感染,目前尚无定论,主要认为经产道感染。

三、发病机制

HPV 主要作用于鳞状上皮细胞,而 3 种鳞状上皮(皮肤、黏膜、化生的)对 HPV 感染都敏感,当含有比较大量 HPV 颗粒的脱落表层细胞或角蛋白碎片通过损伤的皮肤黏膜到达基底层细胞,由于 HPV 的亚型、数量、存在状态及机体免疫状态的不同而结局迥异。若感染低危型 HPV,病毒进入宿主细胞后,其 DNA 游离于宿主染色体外,HPV 在基底层细胞脱衣壳,随细胞分化,HPV 的 E 区蛋白表达,刺激 HPV 利用宿主的原料、能量及酶在分化细胞(主要为棘层细胞)进行 DNA 复制,随后 L 区基因刺激在颗粒细胞合成衣壳蛋白并包装病毒基因组,在角质层细胞包装成完整病毒体,当角质层细胞坏死、脱落后释放大量病毒再感染周围正常细胞,病毒复制时 E 区蛋白能诱导上皮增生及毛细血管超常增生,从而产生增殖感染(productive infection),表现为镜下呈现表皮增生、变厚,临床表现为乳头状瘤。若感染高危型,其 DNA 整合到宿主细胞染色体,不能产生完整的病毒体,E6、E7 转化基因表达,导致鳞状上皮内瘤变及浸润癌的发生,整合感染时乳头样瘤表现不明显。

虽然 HPV 感染多见,美国年轻女性感染率为 30%～50%,但由于 HPV 感染后,机体产生的细胞免疫及体液免疫可清除大部分 HPV,因此只有一部分人群呈 HPV 潜伏感染,少数呈亚临床感染(subclinical HPV infections,SPI),极少数发生临床可见的尖锐湿疣。潜伏感染是指皮肤黏膜肉眼观察正常,醋酸试验、阴道镜等检查阴性,但分子生物学检查发现 HPV 感染。亚临床 HPV 感染是指无肉眼可见病灶,但醋酸试验、阴道镜、细胞学、病理学检查发现 HPV 感染改变。

四、临床表现

HPV 感染后潜伏期为 3 周～8 个月,平均 3 个月,好发于性活跃的中青年,以 20～29 岁年轻妇女多见。临床表现常不明显,多以外阴赘生物就诊,部分患者因外阴瘙痒、烧灼感或性生活后出血就诊。因 HPV 在温暖潮湿的环境中特别易生存增殖,故女性的外生殖器及肛周是最易感染的部位,多见于大小阴唇、阴蒂、阴道口、阴道、宫颈、尿道口、会阴及肛周,极少数患者可见于肛门生殖器以外部位(如口腔、腋窝、乳房、指间、趾间等)。50%～70%的外阴尖锐湿疣伴有阴道、宫颈尖锐湿疣。皮损初起表现为单个或数个淡红色小丘疹,质地柔软,顶端尖锐,呈乳头状突起,依据疣体形态可分为无柄型(丘疹样皮损)和有柄型,后者可呈乳头状、菜花状、鸡冠状及蕈样状。若病变发生在部分角化区,病灶逐渐增多增大,可呈菜花状及鸡冠状,表面凹凸不平,呈尖峰状,疣体常呈白色、粉红色或污灰色,质脆,表面可有破溃、出血或感染;若病变发生在完全角化的皮肤,疣体常呈丘疹状,表面覆有角化层,质较硬。少数免疫力低下或妊娠期患者疣体可过度增生成为巨大型尖锐湿疣,常与 HPV-6 感染有关,部分可发生恶变。

发生尖锐湿疣后,由于 HPV 与机体免疫因素的相互作用,10%～30%的患者的病变可自然消退,部分患者病变持续不变,部分患者病变进一步进展。宫颈病变多为亚临床 HPV 感染,临床肉眼见不到病灶,需借助阴道镜及醋酸试验协助发现。目前认为 HPV 潜伏感染是尖锐湿疣复发的主要原因之一,亚临床感染的存在与再活动也与本病的复发有关。

五、辅助检查

(一)细胞学检查

细胞学涂片中可见挖空细胞、角化不良细胞或角化不全细胞及湿疣外基底细胞。细胞学检查特异性较高,但敏感性低。挖空细胞的特点为细胞体积大,核大,单核或双核,核变形或不规则,轻度异型性,细胞核周围空晕。挖空细胞形成机制,可能是 HPV 在细胞核内复制,使细胞核增大,而细胞质内线粒体肿胀、破裂,糖原溶解、消失,形成核周空泡。它是 HPV 感染后细胞退行性变。免疫组织化学研究提示挖空细胞核内或核周有 HPV 颗粒。

(二)醋酸试验

在组织表面涂以 3%～5%醋酸液,3～5 分钟后感染组织变白为阳性,正常组织不变色,但当皮肤有炎症时有一定假阳性。醋酸试验的机制可能是醋酸使感染上皮细胞中的蛋白质凝固而呈白色。醋酸应用并不是 HPV 感染特定的测试,以及这种试验的特异性及敏感性都不确定,所以不推荐作为 HPV 感染的筛查,只是用于确定扁平生殖器疣有用。

(三)阴道镜检查

阴道镜有助于发现亚临床病变,尤其对于宫颈病变,辅以醋酸试验有助于提高阳性率。宫颈涂以3%的醋酸后,可见病变部位为许多指状突起,每个突起的半透明表皮下都有中央血管襻;移行区内外可见上皮雪白发亮,或呈白色斑块,表面隆起不平,点状血管呈花坛状或呈细小镶嵌;若病变明显,表面布满毛刺或珊瑚样突起的病灶,涂以 3%醋酸液后组织水肿变白如雪塑状。

(四)病理检查

主要表现为鳞状上皮增生,呈乳头样生长,常伴有上皮脚延长、增宽。表层细胞表现为角化过度或角化不全;棘层细胞高度增生,颗粒层和棘层上部细胞可见有特征性的灶性空泡细胞,细胞体积大,圆形或椭圆形,胞浆着色淡,胞核浓缩深染,核周有透亮的晕,为 HPV 感染的特征性改变;基底细胞增生;真皮乳头水肿,浅层毛细血管扩张,周围常有较多慢性炎性细胞浸润。

(五)核酸检测

可采用 PCR 及核酸 DNA 探针杂交检测 HPV,后者包括 Southern 印迹杂交、原位杂交及斑点杂交。PCR 技术简单、快速,敏感性高,特异性强,不仅能确诊是否为 HPV 感染,且能确定 HPV 类型,但容易污染,假阳性相对高。没有数据支持 HPV 核酸检测在常规诊断或可见生殖器疣的患者中使用。

六、诊断与鉴别诊断

典型病例,依据病史(性接触史、配偶感染史或间接接触史)、典型临床表现即可确诊。对于外阴有尖锐湿疣者,应仔细检查阴道、宫颈以免漏诊,并常规行宫颈细胞学检查以发现宫颈上皮内瘤变。对于体征不明显者,需进行辅助检查以确诊。

本病需与假性尖锐湿疣、扁平湿疣、鲍温病样丘疹病、生殖器鳞状细胞癌和皮脂腺异位症等进行鉴别。

(一)假性尖锐湿疣

病变较局限,常发生在女性小阴唇内侧及阴道前庭,为白色或淡红色小丘疹,表面光滑,对称分布,无自觉症状,醋酸试验阴性。

(二)扁平湿疣

扁平湿疣为二期梅毒特征性皮损,发生在肛门、生殖器部位的多个或成群的红褐色蕈样斑块,表面扁平,基底宽,无蒂,常糜烂、渗出,皮损处取材在暗视野下可见梅毒螺旋体,梅毒血清学反应强阳性。

(三)鲍温病样丘疹病

皮损多为多发性,且多单个散在发生,其表面尚光滑,颜色多为淡红色、褐色、紫罗兰色或棕色,受摩擦后不易出血,其损害增长速度缓慢,多增长到一定程度后停止生长,醋酸试验阴性,组织病理学表现为表皮呈银屑病样增生,表皮乳头瘤样增生,棘层肥厚,可见角化不良细胞,棘细胞排列紊乱,真皮浅层血管扩张,周围有淋巴细胞、组织细胞浸润。

七、治疗

治疗生殖器疣的主要目标是可见的疣消除。在大多数患者,治疗可引起无疣期。如果不及时治疗,可见生殖器疣可能会自限,保持不变或有所增加。目前研究表明,现有的疗法可能会减少生殖器疣,但不一定能彻底消除人乳头瘤病毒感染。由于治疗,是否引起 HPV DNA 下降,还是后来再感染仍不清楚。目前还没有证据表明,生殖器疣的存在或治疗与子宫颈癌的发生有关。

　　生殖器疣的治疗应遵循患者的偏好及可用资源和医师的经验。没有确切证据表明,目前有一个特别有优势的治疗方法可以治疗所有的患者和所有的疣。由于未来传播 HPV 和 HPV 自限的不确定性,为数较多的研究者依然接受期待治疗的方法即顺其自然。

　　多数患者有<10 个生殖器疣,疣总面积 0.5～1.0 cm²,这些疣应予各种治疗方式。可能会影响治疗的选择的因素:疣的大小,疣数目,疣形态解剖部位,患者偏好,治疗花费,方便性,不良反应和所提供的治疗经历会影响对治疗的效果,包括免疫抑制和各项治疗情况。大多数患者需要 1 个疗程的治疗,而不是一个单一的治疗。一般来说,疣表面潮湿部位比干燥部位疗效更好。若局部症状没有任何改观,应该改变这种治疗方式。治疗生殖器疣 3 个月内的疗效有无及其在治疗过程中的不良反应用以评估整个治疗过程及其反应性。如果疣治疗措施实施好,则并发症很少发生。患者重视持续的色素减退或色素沉着发生,这通常与烧蚀模式有关。凹陷或增生性瘢痕虽然罕见,但仍有发生的可能性。慢性疼痛综合征同样较少发生(例如,外阴痛或肛周痛,以及治疗部位感觉过敏或直肠疣,排便疼痛或瘘形成)。曾经有在使用足叶草酯树脂和干扰素后出现严重的系统性反应的报道。

(一)外生殖器尖锐湿疣

1.局部药物治疗

用药前局部涂以 1% 丁卡因行表面麻醉以减轻疼痛。可选择下列药物。

　　(1)0.5% 鬼臼毒素外用,每天 2 次,连用 3 天,停药 4 天为 1 个疗程,可重复 4 个疗程。此药通过抗有丝分裂破坏疣,是相对便宜,容易使用,安全,可自我应用,但应注意其致畸作用,孕妇禁用。大多数患者治疗后有轻度至中度疼痛或局部刺激。

　　(2)80%～90% 三氯醋酸或二氯醋酸外涂,每周 1 次,通过对蛋白的化学凝固作用破坏疣体。一般1～3 次后病灶可消退,用药 6 次未愈应改用其他方法,二氯醋酸及三氯醋酸毒性小,对周围正常皮肤无损害,病变修复后将形成斑痕。应注意其致畸作用,孕妇禁用。

　　(3)5% 咪喹莫特霜,每周 3 次,用药 6～10 小时后用肥皂水洗掉,可连用 16 周。患者能自行用药,多在用药后 8～10 周疣体脱落。此药为外用免疫调节剂,通过刺激局部产生干扰素及其他细胞因子而起作用。有烧灼及腐蚀的功能,若碰到正常的组织,则会有疼痛感,需保护周围正常组织。怀孕期间咪喹莫特的安全尚未确定,所以禁用于孕妇。

(4)10%～25%足叶草酯酊涂于病灶,涂药后 2～4 小时洗去,每周 1 次,可连用 3～4 次,因刺激性大,应保护周围正常皮肤,有致畸作用,孕妇禁用。为避免全身吸收后的毒性反应,应注意以下两点:①总剂量<0.5 mL 或疣面积不超过 10 cm²;②无开放性皮损。

2.物理或手术治疗

物理治疗有微波、激光、冷冻。微波作用是凝固疣体基底部,因其为接触性治疗,可适用于任何部位尖锐湿疣。激光适用于任何部位疣及难治疗、体积大、多发疣。冷冻适用于疣体较小及病灶较局限者。对数目多、面积广及对其他治疗失败的尖锐湿疣可用微波刀或手术切除。

3.干扰素

具有抗病毒及调节免疫作用,由于其费用高、给药途径不方便及全身的不良反应,不推荐常规使用,多用于病情严重,病变持续存在,或反复复发的患者。常用基因工程重组干扰素(γ-IFN)α-2a,剂量 100 万 U,病灶内局部注射,目前发现全身用药效果差,不推荐全身应用。干扰素作为辅助用药,多用于病情严重或反复发作者。目前多主张采用综合疗法,即两个或更多的方式在同一时间用于同一疣体。

(二)阴道尖锐湿疣

(1)用液态氮冷冻治疗。由于阴道瘘形成穿孔的危险,超低温探头在阴道内一般不推荐使用。

(2)80%～90%三氯醋酸或二氯醋酸可用于疣的治疗。但是应该避免酸性药物过量应用,处理后的区域应给予粉滑石,碳酸氢钠或液体肥皂去除未反应的酸。如有必要,这种治疗可每周重复。

(三)宫颈尖锐湿疣

治疗宫颈湿疣前,必须做细胞学检查,必要时行阴道镜及活组织检查排除宫颈上皮内瘤变及宫颈癌。目前治疗尚无统一规范,可根据病情选用物理或手术治疗。WHO 不推荐使用足叶草酯酊或三氯醋酸。

(四)尿道尖锐湿疣

液氮冷冻;10%～25%足叶草酯酊涂于病灶,可每周 1 次,必须晾干后方可恢复正常黏膜接触。

(五)肛周尖锐湿疣

液氮冷冻;80%～90%三氯醋酸或二氯醋酸外用,可每周1次;或手术切除。

(六)HPV 感染亚临床感染的处理

由于 HPV 感染存在自限性,且尚无有效去除病毒方法,2006 年美国疾病预防控制中心建议若尖锐湿疣不合并鳞状上皮内瘤变,对 HPV 亚临床感染不需治疗,但若合并,尤其是宫颈鳞状上皮内瘤变,则需根据组织学检查结果进行相应治疗。

(七)性伴侣的处理

性伴侣应进行尖锐湿疣的检查,并告知患者及患者性伴侣该病具有传染性,推荐使用避孕套阻断传播途径。避孕套可减少对生殖器感染 HPV,降低 HPV 相关疾病的风险,但 HPV 感染可能发生在避孕套未覆盖或保护区(如阴囊、外阴或肛周)。

八、治愈标准

治愈标准是疣体消失,其预后一般良好,治愈率较高,但各种治疗均有复发可能,多在治疗后的 3 个月内复发,复发率为 25%。治疗后需随访,至少在治疗后的 3 个月有 1 次随访。对于反复复发的顽固性尖锐湿疣,应及时做活检排除恶变。

九、咨询

对生殖器 HPV 感染,教育和辅导是管理尖锐湿疣患者的重要方面。患者可以通过教育材料,包括小册子,热线电话和网站接受教育。以上方式努力传达了以下关键信息。

(1)生殖器 HPV 感染是常见的性活跃的成年人。在多数性活跃的成年人在某种程度可能有感染,虽然他们大多数永远不会知道,因为感染通常没有症状,并自行清除。

(2)生殖器 HPV 感染通常是性传播。潜伏期(即初次接触至发病间隔)是可变的,确定感染时间和感染源往往很难。正在进行的性关系,性伙伴感染通常是由患者的诊断时,尽管他们可能没有症状或感染的迹象。

(3)不建议对已有 HPV 感染的性伴侣检测 HPV 来诊断 HPV 感染。HPV 感染常传染性伴侣,但通常自行消失。

(4)引起的生殖器疣是 HPV 特异的类型引起。导致宫颈癌、其他生殖器癌症与生殖器疣的类型不同。

(5)人可能感染不同类型的 HPV,导致生殖器疣,但从未有进一步的症状。为什么生殖器 HPV 感染发展成疣,而其他人却没有,免疫可能发挥关键作用。

(6)生殖器疣通常是良性的,但在开始几个月的生殖器疣治疗后复发是常见的。生殖器疣的治疗可以减少 HPV 感染,但是否治疗后 HPV 传染给性伴侣风险减少还不清楚。疣治疗后感染的时间是未知的。

(7)避孕套可能降低 HPV 相关疾病的风险(如生殖器疣和子宫颈癌)。坚持使用避孕套也可减少对生殖器 HPV 感染的风险。HPV 感染可能发生在未覆盖或避孕套保护部位(如阴囊、外阴或肛周)。

(8)生殖器疣的存在并不是一种 HPV 的检测或者是巴氏检查、阴道镜检查或宫颈变化的迹象。

(9)HPV 检测与生殖器疣患者的性伴侣无关。

十、随访

生殖器疣清除后,随访非常重要。患者应警惕复发,而发生在治愈后的 3 个月之内为多见。由于小型外生殖器疣在疾病初期很难确定,因此治疗后 3 个月的随访评估极其重要。

十一、性伴侣管理

对于生殖器疣的管理,对性伴侣检查是没有必要的,因为至今还没有数据表明,再感染与复发的关联性。但是必须让性伴侣了解:①在生活中 HPV 感染是常有的现象,并可能由性伴侣获得;②接受性病检查和评估,同时行宫颈细胞学检查。

十二、临床特殊的问题的思考与建议

(一)妊娠合并尖锐湿疣

妊娠期女性因为免疫力下降,性激素水平增高,局部血循环丰富,所以更容易感染 HPV,而且尖锐湿疣症状也比未怀孕的女性更严重,疣生长迅速,数量多,体积大,范围大,多态性,有时外阴、阴道的赘生物可突出于外阴及阴道,甚至引起阴道阻塞。此外妊娠期疣组织脆弱,经阴道分娩时容易导致大出血。而产后由于体内激素水平的下降与免疫功能的恢复,可使患者在短期内疣迅速缩小,甚至自然消失。

妊娠期 HPV 感染可引起新生儿喉乳头瘤及眼结膜乳头瘤,但幼儿喉乳头瘤发生率低,危害不大,故患有尖锐湿疣孕妇不需要停止妊娠,且传播途径(即胎盘,产期,或产后)目前尚不完全明确,故也不是必须通过剖宫产分娩减少传染。除非是到了怀孕晚期时,尖锐湿疣还没有得到有效控制,而且估计采用阴道分娩可引起一些不良后果,如赘生物过大,遮盖了阴道口或堵塞阴道,致使阴道分娩受阻、赘生物很脆,阴道分娩易导致局部组织裂伤大出血时,才考虑行剖宫产。

尖锐湿疣合并妊娠的治疗:病灶较小者采用局部治疗,因足叶草酯酊、咪喹莫特霜及鬼臼毒素不应在妊娠期使用,可选用三氯醋酸或二氯醋酸。对病灶较大者,采用冷冻、烧灼、激光等去除病灶。

(二)HIV 感染合并尖锐湿疣

无数据表明对于艾滋病患者患有尖锐湿疣的治疗方法有所不同。然而因 HIV 感染或其他原因免疫低下的患者可能会出现更多、更大的疣,治疗的效果可能不如无 HIV 感染者,而且治疗后出现更频繁的反复发作现象。

第七章　皮肤病的中医治疗

第一节　湿　　疹

湿疹是一种由多种内外因素引起的急性、亚急性和慢性过敏性炎症性皮肤疾病,是皮肤科的常见病、多发病,往往占门诊病例的 30％左右。其特征是多形性皮损,弥散性分布,对称性发作,剧烈的瘙痒,反复发病,有演变成慢性的倾向。

男女老幼皆可发生,而以过敏体质者为多;无明显季节性,但冬季常常复发。本病急性者多泛发全身,慢性者往往固定在某些部位,亚急性者介于两者之间。可泛发,亦可局限。在某些特定的部位,尚有其特殊的表现。

湿疹是西医学病名,中医文献中有许多病名指的是本病,包括在疮、癣、风之中。因为"疮",广义地说,指一切体表的外疡;狭义地说,是指发于皮肤浅表、有形焮痒、搔破流水、常浸淫成片的皮肤疾病。如浸淫疮就类似于急性湿疹。早在战国《素问·玉机真藏论》中就有"浸淫"二字,如"帝曰:夏脉太过与不及,其病皆何如·岐伯曰:太过则令人身热而肤痛,为浸淫"。汉张仲景在《金匮要略·疮痈肠痈浸淫病脉证并治》中有了症状和治法,如:"浸淫疮,从口流向四肢者,可治;从四肢流来入口者,不可治"。"浸淫疮,黄连粉主之"。隋《诸病源候论·浸淫疮候》中说:"浸淫疮是心家有风热,发于肌肤,初生甚小,先痒后痛而成疮,汁出浸溃肌肉,浸淫渐阔,乃遍体……以其渐渐增长,因名浸淫也"。以后在清《医宗金鉴·外科心法要诀》"浸淫疮"中说:"此证初生如疥,瘙痒无时,蔓延不止,抓津黄水,浸淫成片。由心火、脾湿受风而成"。

以疮命名在古代文献中尚有许多,如《诸病源候论·疮病诸候》"头面身体诸疮候"中有"湿热相搏,故头面身体皆生疮。其疮初如疱,须臾生汁,热盛者则变为脓，随瘥随发"。相当于急性湿疹。在"瘑疮候"中有"瘑疮者，由肤腠虚，风湿之气折于血气，结聚所生。多著手足间，递相对，如新生茱萸子。痛痒抓搔成疮，黄汁出，浸淫生长拆裂，时瘥时剧"。在"燥瘑疮候"中有"肤腠虚，风湿搏于血气则生瘑疮。若湿气少风气多者，其瘑则干燥，但痒，搔之白屑出，干枯拆痛"。在"湿瘑疮候"中有"若风气少湿气多，其疮痛痒，搔之汁出，常清湿者"。相当于手足部的急、慢性湿疹。清《医宗金鉴·外科心法要诀》中"旋耳疮"有"此证生于耳后缝间，延及耳折上下，如刀裂之状，色红，时津黄水。由胆、脾湿热所致。然此疮月盈则疮盛，月亏则疮衰，随月盈亏，是以又名月蚀疮也"。指的是耳部湿疹，反复发作。

中医书籍中有时疮与癣又常混称。把湿毒疮叫"湿癣"，慢性的称"干癣"，把有形而有分泌物渗出的称为疮，与皮肤相平如苔藓之状、无分泌物渗出的称为癣。如《诸病源候论·疮病诸候》"湿癣候"中有"湿癣者，亦有匡部，如虫行，浸淫，赤，湿痒，搔之多汁，成疮。是其风毒气浅，湿多风少，故为湿癣也"。在"干癣候"中有"干癣，但有匡部，皮枯素痒，搔之白屑出是也。皆是风湿邪气客于腠理，复值寒湿与血气相搏所生。若其风毒气多，湿气少，则风沉入深，故无汁为干癣也"。即是现在所说的急、慢性湿疹。

有的文献用"风"命名各部位的湿疹。如明《外科正宗·钮扣风》中说："钮扣风皆由风湿凝聚生疮，久则瘙痒如癣，不治则沿漫项背"。《医宗金鉴·外科心法要诀》："此证生于颈下天突穴之间，因汗出之后，邪风袭于皮里，起如粟米，瘙痒无度，抓破汁水，误用水洗，浸淫成片"。指的是胸前部湿疹。《外科正宗·肾囊风》："肾囊风乃肝经风湿所成。其患作痒，喜欲热汤，甚者疙瘩顽麻，破流滋水"。《外科启玄》中叫"胞漏疮"，指的是阴囊湿疹。《医宗金鉴·外科心法要诀·四弯风》说："此证生在两腿弯、脚弯，每月一发，形如风癣，属风邪袭入腠理而成。其痒无度，搔破津水，形如湿癣"。《外科启玄》中叫"血风疮"，《圣济总录》中称"下注疮"，指的是下肢湿疹。

其他，还有如《外科启玄》把眉部湿疹称"恋眉疮"，足踝部湿疹叫"湿毒疮"。如说："凡湿毒所生之疮，皆在于二足胫、足踝、足背、足跟。初起而微痒，爬则水出、久而不愈"。《医宗金鉴·外科心法要诀》把鼻部湿疹称"鼻（蚕）疮"，《薛氏医案》把头面部湿疹称"头面疮"。以后诸家又把乳部湿疹称"乳头风"，脐部湿疹称"脐疮"，肛门周围湿疹称"肛门圈癣"等。

总之，尽管病名有数十种之多，但症状相似，均有湿疹的特点，故都放在湿疹中论述。

一、病因、病机

总因禀赋不耐,风、湿、热之邪外阻肌肤,内由脾失健运所致。或因饮食不节,过食辛辣鱼腥动风之品,或嗜酒,伤及脾胃,脾失健运,致湿热内生,又外感风湿热邪,内外合邪,两相搏结,浸淫肌肤发为本病;或因素体虚弱,脾为湿困,肌肤失养或因湿热蕴久,耗伤阴血,化燥生风而致血虚风燥,肌肤甲错,发为本病。西医学认为本病是过敏体质者对体内外各种致敏因素产生变态反应而诱发的,还可能与神经功能障碍、内分泌失调、肠道疾病、新陈代谢异常等有一定的关系。

急性者,以实证为主,湿热为患常夹有外风。风为阳邪,其性轻扬,易袭皮毛腠理,头面上肢为重,所谓"伤于风者,上先受之"即是此意。风者善行而数变,来去急快,游走不定,可泛发全身;湿为阴邪,其性黏滞、弥散,重浊而趋下,多袭腠理以致水湿蕴内,而起水疱、糜烂、渗液;风湿均易夹热蕴结,可致皮肤潮红、灼热、作痒、疼痛,是因"热微作痒、热甚则痛"之故。

慢性者,虚中挟实,血虚风燥兼有湿热蕴阻。湿疹反复发作,长期不愈,剧烈瘙痒而致夜眠不安,胃纳不振,脾虚失于运化,致使阴血生化无源,血虚生风生燥,肤失所养,形成皮肤干燥、粗糙、肥厚、脱屑。不同部位者,常因发于胸腹、阴部者,认为是肝经湿热;或因营养异常,代谢障碍认为与脾虚湿热蕴阻所致;或下肢青筋暴露,患处皮肤色素沉着是湿热内蕴夹有气滞血瘀而成。

总之,湿疹是一种以脾失健运为本,风湿热毒蕴阻肌肤为标,虚实夹杂的疾病。湿,脾主湿、脾失健运、饮食失宜,湿从内生。如多饮茶、酒而生茶湿、酒湿;多食鱼腥海鲜、五辛发物而生湿热;多吃生冷水果,损伤脾阳而水湿内生。热,心主火,心主血脉,凡心绪烦扰,神态不宁,心经有火,血热内生。或因湿热内蕴,复受外风,或因过食辛辣香燥之物,而使血燥生风。

二、临床表现

(一)按发病过程分型

湿疹皮损多样,形态各异,病因复杂、表现不一。可发生于任何部位,甚则泛发全身,但其大多数发生于人体的屈侧、折缝,如耳后、肘弯、腋窝、乳房下、阴囊、肛门周围等处。按其发病过程,可分为急性、亚急性、慢性 3 个类型。

1.急性湿疹

原发皮损常有多形性的特征,即同一部位可同时见到红斑、丘疹、丘疱疹、小水疱,有时以某一型为主。急剧发生者以群集的小水疱为主,针尖到粟米大小的小水疱可自行破溃,形成小点状的糜烂、渗液黏稠,干燥形成点状、透明、略黄的结痂。是本病与其他皮肤病因搔抓而形成的片状的糜烂流滋结痂的重要区别点。炎症轻者,水疱较少且多散在,以后结痂、脱屑而愈。但易反复发作,范围逐渐扩大,因搔抓形成糜烂,滋水淋漓,浸淫成片,病情由轻到重。继发感染者,水疱成为脓疱,疱液混浊,结蜡黄色脓性痂片,引起附近臖核肿痛。自觉瘙痒,重者难以忍受,呈间歇性或阵发性,常于夜间增剧,影响睡眠。一般无全身不适,若范围广泛,病情严重,伴有继发感染者可有怕冷、发热、纳呆、便干等症状。病程不定,病情发展时,在大片损害的周围有红斑、水疱散在或于其他部位继发,扩展到全身;缓解时水疱减少、消失,仅留下斑片、脱屑。轻者数天内消失,一般2~3周可治愈。范围广泛者需1个多月才好,但常因用水洗,或吃辛辣的大蒜、韭菜、胡葱、生姜、辣椒,或食鱼、虾、蛋、蟹、牛肉、羊肉等发物,有时进食牛奶、雪里蕻、毛笋、南瓜、奶糖等都会引起急性发作或使病情加重,常因反复发作而形成亚急性或慢性湿疹。

2.亚急性湿疹

多由急性湿疹迁延而来。潮红肿胀显著减轻,水疱减少,而以小丘疹为主,结痂、鳞屑较多,仍有剧痒,因抓破而有小片糜烂,流滋已止,或有胸闷、纳呆、便溏、溲赤等症状。有演变成慢性湿疹的倾向,也可因外界的刺激而呈急性发作。

3.慢性湿疹

多由急性湿疹、亚急性湿疹反复发作转变而来。局限于某些部位者,亦可一开始即是慢性湿疹。其主要皮损为皮肤肥厚、粗糙、干燥、脱屑、皮纹增宽加深、色素沉着、苔藓样变明显。一般局限在某些特定部位可长久不变,可伴有少量丘疹、抓痕、点状出血、血痂。在热水洗烫或搔抓后可有少量渗液,自觉瘙痒无度,每当就寝或情绪紧张时,有阵发性剧痒,如发于关节处者常有皲裂,则痛痒兼作。病程缠绵,病情时轻时重,可因诊治及时趋向好转或痊愈,尔后因外来刺激呈急性发作常数月或数年,甚至数十年不愈。病久不愈,常伴有性情急躁,夜眠不安、头昏眼花、腰酸肢软等症状。

(二)按部位分型

不同部位湿疹,由于发生在某些特定部位的湿疹,除可因急性、亚急性、慢性表现外,还或多或少地具有一定的特点,分述如下。

1.头皮湿疹

多见于成年女性。急性者潮红、水疱、糜烂、流滋,常因皮脂腺分泌过多结黄厚痂片,有时把头发黏集成团;继发感染者则为脓疱,可发展成毛囊炎、疖,伴有附近臖核肿痛,引起瘢痕性脱发。慢性者以瘙痒、脱屑为主。

2.面部湿疹

较为多见。急性者多对称、弥漫性潮红、细小的丘疹、水疱,相互间杂存在,甚则眼睑、口周肿胀。可以和头皮湿疹同时存在。慢性者多呈限局性不对称的斑片,圆形、椭圆或不规则形,有时明显浸润,上覆细薄的少量鳞屑。若在鼻孔、口唇周围者,则浸润、皲裂,有干燥、紧张感;小儿经常用舌舔之,而有边界清楚的暗红色椭圆形斑片;若因唇膏反复刺激引起者,则唇部肿胀。常数月至数年不退。

3.耳部湿疹

发生在外耳道者多是中耳炎引起的传染性湿疹,不在此范围。发生在耳后折缝处或耳轮者,中医叫旋耳疮。常有潮红、糜烂、流滋、结痂,甚至肿胀,耳后裂开如刀割之状,痒痛并作,常有渗液,结黄色厚痂,往往与眼镜架的反复刺激有关。

4.乳房湿疹

中医叫乳头风。主要是妇女发病,大多数只发生在乳头上,有的也可累及乳晕或乳房。常表现为边界清楚的斑片,潮湿、糜烂、流滋、上覆鳞屑或结黄色痂片,瘙痒不堪。有时皲裂疼痛。日久则色素沉着,常经年累月不愈。

5.脐部湿疹

中医叫脐疮。皮损为鲜红或暗红色的斑片,潮湿、糜烂,汁水多少不定,多数结痂呈褐灰或褐黄色,痂下渗液往往带有臭味,边界清楚,多数局限,不向周围扩展,病程慢性,不易治愈。继发感染者常形成脐痈(皮下脓肿)或脐漏。

6.阴部湿疹

可分为阴囊湿疹(中医叫肾囊风或绣球风)、女阴湿疹、肛门周围湿疹3种。

(1)阴囊湿疹:是一种多发病。急性者潮湿、流滋颇多,常浸湿衣裤,肿胀、结痂、光亮、暗红;日久干燥肥厚,皱纹变深加阔如核桃皮状,有薄痂或鳞屑、色素沉着,亦有因搔抓而致色素减退者,剧烈瘙痒,无法安眠。可反复发作,多年不愈,甚至引起淋巴郁滞,呈象皮肿样改变。

(2)女阴湿疹:多发在大阴唇或大阴唇与股部之间的皱襞皮肤处,常为潮红、肿胀、糜烂、流滋,亦可肥厚、浸润,因搔抓、摩擦导致色素减退的为多。易感染而发生女阴道炎、尿道炎、膀胱炎。

(3)肛门周围湿疹:多局限于肛门口,很少累及到周围皮肤。发作时潮湿、糜烂、流滋为主;慢性时则肥厚、浸润,往往发生辐射状皲裂,伴有色素减退或疼痛。

7.皱褶部湿疹

颌下、腋窝、女性乳房下、腹股沟、阴部等处常因局部潮湿、经常摩擦而起疹。急性者潮红、糜烂、流滋、水肿,夹有丘疹、水疱。日久则肥厚、皲裂,有时色素减退。易继发念珠菌感染,是此处湿疹的特点。

8.肘部湿疹

多见于肘窝或伸侧,常为不规则的干燥性斑片,皮肤浸润、肥厚,上有丘疹或细薄的鳞屑,受外界刺激后可有糜烂、流滋。

9.腘窝足背湿疹

中医名"四弯风"。主要为边界较为清楚的红斑,小水疱、糜烂、渗液。日久皮肤肥厚,有黏着性细薄鳞屑。

10.手部湿疹

病因复杂,形态多样。在手背者常边界清楚、潮红、糜烂、流滋、结痂;在手掌者边缘不清,皮肤肥厚粗糙,冬季干燥皲裂、疼痛,病程极为缓慢。

11.小腿部湿疹

多见于长期站立工作或伴有青筋暴露者,皮损主要在小腿下 1/3 内外侧皮肤上,初为暗红斑,表面潮湿、糜烂、流滋,或干燥、结痂、脱屑,呈局限性或弥散性分布。常伴发小腿溃疡。以后皮肤肥厚,色素沉着中心部分可色素减退,形成继发性白癜风。

三、诊断与鉴别诊断

湿疹一般根据病史及临床表现特点即可诊断。急性湿疹表现为皮疹多形性,对称分布,渗出倾向;慢性皮损呈苔藓样变;亚急性损害介于两者之间。并伴剧烈瘙痒,容易复发。对特殊类型湿疹可依据其独特临床表现,诊断也不困难。湿疹因皮疹呈多形性,常需与多种皮肤病鉴别。

(一)与急性湿疹相鉴别的疾病

1.药物性皮炎

发病突然,皮损广泛而多样。一般可问及在发病前有明确的用药史。

2.接触性皮炎

与急性湿疹鉴别见表 7-1。

3.疥疮

皮损以丘疱疹为主,多在指缝、腕部屈侧、腋窝、腹股沟、阴部等处。可看到细条状的皮损,用针挑破,有时可见到疥虫。常有家庭或集体发病史。

表 7-1　急性湿疹与接触性皮炎鉴别

类别	急性湿疹	接触性皮炎
病因	复杂,不明确	有明确接触史
部位	不定,对称分布,屈侧为多	局限在接触部位
皮疹	多形性,边界弥漫不清,伴渗出倾向	单一形态皮疹,边界清楚
形态	不定	有时与接触物表面形态类似
病程	较长,去除刺激后不易很快好转	较短,去除接触物后较快治愈
复发	易于复发	不接触致敏物质后,不易复发

(二)慢性湿疹应和牛皮癣(神经性皮炎)鉴别

后者皮损好发于颈项、四肢伸侧、尾骶部。初为多角形扁平丘疹,后融合成片,典型损害为苔藓样变,皮损边界清楚,无糜烂渗出史。慢性湿疹与牛皮癣鉴别见表 7-2。

表 7-2　慢性湿疹与牛皮癣鉴别

类别	慢性湿疹	牛皮癣
病史	由急性、亚急性转变而来	多先感瘙痒而后发疹
部位	多在头面,四肢屈侧及外阴部	发在人体易受摩擦部位,如颈、尾骶及四肢伸侧
皮疹	浸润肥厚,色素沉着,边界仍可有丘疹、丘疱疹等	苔藓样变化明显,或有色素减退。四周散在扁平有光泽的丘疹
敏感	对多种物质过敏,受刺激后易引起急性发作	可耐受多种药物
病程	反复发作,有渗出病史	慢性
季节	常冬季加重	夏季易复发

(三)与不同部位湿疹相鉴别的疾病

1.头面部脂溢性皮炎

潮红斑片、油腻性脱屑为多,往往引起脱发。

2.下肢部丹毒

多先有怕冷、发热等全身症状,皮损鲜红,四周略带水肿,境界明显,局部灼热,患肢附近淋巴结肿痛。

3.鹅掌风、脚湿气(手足癣)

手足癣的掌跖部常有水疱、糜烂、脱屑,角化过度。多伴有灰指甲(甲癣)。

四、治疗

本病如能明确病因者,首先祛除病因,并根据具体症状对症处理。中医药治疗本病仍以内外合治为宜。

（一）内治

1.湿热浸淫证

多见于急性泛发性湿疹，湿热互结、热盛于湿者。皮损多见红斑、丘疹、水疱、糜烂、渗液，边缘弥漫不清，浸淫遍体，瘙痒剧烈。伴有口渴，心烦，大便秘结，小便黄赤，苔薄黄腻，舌质红，脉滑数等症状。治宜凉血清热利湿。方选萆薢渗湿汤合二妙丸加减。常用药物如金银花、连翘、牡丹皮、苦参片、苍术、黄柏、萆薢、茯苓皮、茵陈、大黄、生甘草等。加减法：发于上部或弥散全身者，多夹有风邪，应加祛风清热的桑叶、菊花、苍耳子、蝉衣，去黄柏、茯苓皮；发于中部或肝经所分布者，宜清利肝经湿热为主，加龙胆草、生山栀、黄芩，发于下部者，湿邪为重，宜清热利湿法加川牛膝、车前子瘙痒甚者，宜清热止痒法，加徐长卿、白鲜皮、地肤子；皮损焮红灼热者，宜凉血清热法，加生地黄、赤芍、牡丹皮。

2.脾虚湿蕴证

多见于亚急性湿疹，脾失健运，湿困脾胃者。皮损多以丘疹、结痂、脱屑为主，色淡红或不红，水疱、渗液少，轻度浸润，瘙痒时作，缠绵难愈；伴有胸闷纳呆，腹胀便溏，苔白腻，舌质淡红，脉濡滑等症状。治宜健脾燥湿清热。方选除湿胃苓汤加减。常用药物如苍术、白术、猪苓、茯苓、怀山药、生薏苡仁、车前草、泽泻、徐长卿、茵陈、陈皮等。加减法：胃纳不香者，宜芳香化湿，加藿香、佩兰；胸闷不舒者，宜理气宽胸，加厚朴、枳壳；大便溏薄者，宜清热止泻，加金银花炭、黄芩炭；剧痒滋水过多者，宜利湿止痒，加块滑石、苦参片。

3.血虚风燥证

多见于慢性湿疹，阴血耗伤、血燥生风者。皮损多以肥厚、粗糙、干燥、脱屑为主，伴有色素沉着、苔藓样变，瘙痒剧烈，常反复发作，经年不愈；伴有头晕乏力，口渴咽干，苔薄，舌质淡红，脉濡细等症状。治宜养血祛风、清热化湿。常用药物如生地黄、当归、白芍、小胡麻、白鲜皮、地肤子、萆薢、茯苓皮、蛇床子、生甘草等。加减法：瘙痒不能入眠者，宜潜镇安神，加珍珠母、生牡蛎、夜交藤、酸枣仁；腰脊痠软者宜补益肝肾，加炙狗脊、仙灵脾、菟丝子；口渴咽干者宜养阴生津，加玄参、麦冬、石斛；皮损粗糙、肥厚严重者宜活血祛风，加丹参、鸡血藤、干地龙或乌梢蛇（研粉分吞）；伴急性发作，潮红灼热者，宜凉血清热，加地骨皮、赤芍、丹参、紫草。

4.肺胃阴虚证

多见于头面部脂溢性湿疹，肺胃湿热，阴虚内热者。皮损多见头面部弥散性潮红、丘疹、水疱、糜烂、渗液、结黄色痂片或以脱屑为主,自觉瘙痒难忍,可累月经年不愈;伴有口渴咽干,小便黄赤,大便秘结,苔薄黄腻,舌质红,脉滑数等症状。治宜养阴清热除湿。方选养阴清肺汤加减。常用药物如生地黄、玄参、麦冬、牡丹皮等。

5.肝胆湿热证

多见于阴部湿疹及肛门湿疹,肝胆湿热、蕴阻肌肤者。皮损多见局部潮红、丘疹、水疱、轻度糜烂、渗液、结痂或显著浸润、肥厚,自觉奇痒难忍,不断搔抓,影响睡眠;伴有口苦,心烦易怒,苔薄黄,舌质红,脉滑数等症状。治宜清利肝胆湿热。方选龙胆泻肝汤加减。常用药物如龙胆草、山栀、泽泻、车前子、柴胡、生地黄、生甘草等。

另外,湿疹发于不同部位者,可根据部位特点,酌情加减:发于头面部者,加川芎、羌活、白芷;乳房、腋窝者,加茵陈、土大黄、车前子;四肢者,加桑枝、川牛膝、忍冬藤;发于小腿而青筋暴露,皮色乌黑者,宜加活血祛瘀法,加用泽兰、莪术、川牛膝等。

(二)外治

1.急性湿疹

(1)糜烂流滋较多者,用10%黄柏溶液或蒲公英60 g,野菊15 g煎汤待冷后湿敷。

(2)红斑、丘疹、水疱,流滋不多者,用三黄洗剂外搽,每天5~6次;或用青黛散干扑,每天用4~5次。

(3)糜烂、脓疱、结痂者,用黄连油或青黛散麻油调搽,每天3次。

2.亚急性湿疹

(1)少量流滋者,选用三黄洗剂外搽,每天3次。

(2)无流滋者,可选用青黛散麻油调搽或黄柏霜外搽,每天3次。

3.慢性湿疹

(1)青黛膏或皮脂膏外涂,伴有小腿青筋暴露者,另加用缠缚疗法。

(2)用青黛膏、硫黄软膏、湿疹膏加热烘疗法,每天1次。皮损肥厚者,可加用封包疗法。

(三)其他疗法

1.成药、验方

(1)急性湿疹:①清解片一次5片,每天2次;地龙片一次5片,每天2次。

②二妙丸、三妙丸、龙胆泻肝丸、防风通圣丸、当归龙荟丸,任选一两种,每次4.5 g,每天 2 次吞服。③苦参合剂:治阴部湿疹,苦参片 60 g,黄柏 30 g,蛇床子15 g,金银花 30 g。取黄柏、蛇床子研末同苦参片、金银花微火煎 2~3 次后,再将先后药液混合,候冷后装瓶备用,服时摇匀,每次服 20~40 mL,每天 3 次饭前服。④二黄合剂:一枝黄花 15 g,黄柏 9 g,蛇床子 15 g,苦参片 30 g,石菖蒲 30 g,虎杖 15 g。煎汤头汁内服,二汁洗患处。

(2)慢性湿疹:①当归片一次 5 片,每天 2 次。②乌梢蛇片或地龙片一次5 片,每天 2 次。

2.针灸治疗

湿热浸淫者清热化湿,只针不灸,泻法;脾虚湿蕴者健脾利湿,针灸并用,补法;血虚风燥者养血润燥,以针刺为主,平补平泻。处方:以皮损局部和足太阴经腧穴为主,如曲池、足三里、三阴交、阴陵泉。加减:湿热浸淫加脾俞、水道、肺俞;脾虚湿蕴加太白、脾俞、胃俞;血虚风燥加膈俞、肝俞、血海;痒甚而失眠者加风池、安眠、百会、四神聪等。尚有耳针、皮肤针、穴位注射、艾灸等治疗方法。

3.静脉注射疗法

泛发性湿疹,起病急骤,症情较重者,可予以中药制剂静脉注射。如清开灵注射液、丹参注射液、脉络宁注射液等药。

五、预防与调护

(1)急性湿疹或慢性湿疹急性发作的患处,忌用热水烫洗或肥皂等刺激物洗涤。

(2)不论急性、慢性,应尽可能避免搔抓,并忌食辛辣、鸡、鸭、牛肉、羊肉等发物。

(3)急性湿疹期间,暂缓预防注射和接种牛痘。

第二节 瘾 疹

瘾疹是一种常见的瘙痒性过敏性皮肤病,以皮肤上出现鲜红或苍白色风团,发无定处,时隐时现,来去迅速,瘙痒无度,消退后不留痕迹为其特点。历代医家有瘾疹、风瘙瘾疹等,俗称风疹块,相当于西医学的荨麻疹。

"瘾疹"一词最早见于《素问·四时刺逆从论》,文中就有"少阴有余,病皮痹瘾疹"的记载。唐王冰注云:"肾水逆连于肺母故也,足少阴脉从肾上贯肝隔入肺中,故有余病皮痹瘾疹",这是"瘾疹"作为病名出现的最早记载。隋代巢元方在《诸病源候论》阐明了发病原因:"人皮肤虚,为风邪所折,则起瘾疹","小儿因汗,解脱衣裳,风入腠理,与血气相搏,结聚起相连,成瘾疹。风气止在腠理,浮浅,其势微,故不肿不痛,但成瘾疹瘙痒耳"。清吴谦《医宗金鉴·外科心法要诀》中生动地描述了症状:"初起皮肤作痒,次发扁疙瘩,形如豆瓣,堆累成片"。

一、病因、病机

瘾疹的成病,一为外感不正之气,二为津血暗耗风气内动。急性者多因汗出当风,营卫失和,卫外不固,风邪郁于皮毛腠理之间而发病;或因禀赋不耐,进食鱼、虾等荤腥动风之物,或因药物过敏,致使湿滞肠胃,积热伤阴,引动内风;慢性者则多因情志不遂,肝郁化热,伤及阴液,或因血分伏热,血热生风;或有慢性疾病,气血损耗,营血不足,冲任不调,阴虚生风,加之风邪外袭,以致内不得疏泄,外不得透达,郁于肌腠,邪正相搏而发病。

(一)风邪外袭,营卫不固

患者多因汗出受风,或露卧寒凉,感受风邪不正之气,加之肺卫失宣,或营卫失和,卫外不固,风邪挟寒或兼热,侵袭肌表,郁于肌腠,邪正相争,外不得透达,内不得疏泄,故而发为瘾疹瘙痒。

(二)饮食失宜,风木克土

患者多因禀赋不耐,进食鸡、鹅、虾、蟹等动风发物,或辛辣刺激炙煿之品,或陈腐不洁之食,或有肠寄生虫,致脾不健运,化生痰浊,内滞胃肠,引动暗伏之内风,又横逆犯脾,故可见瘾疹、腹痛、吐泻之证。

(三)血热内盛,肝风暗伏

患者多因情志不遂,肝郁不舒,心肝郁热,隐伏血分;或因病服药,不耐药毒,化热动血生风;或因素为血热之体,兼感外风,引动心肝血分之伏风,内外风邪交织于肌腠,外泛皮毛,发为瘙痒瘾疹。

(四)津气耗损,血虚受风

患者多因久病不愈,津气内耗,营血暗亏,阴虚内热,化燥生风;或因胎产、经期失血,失于调理,以致冲任不调,肝失濡润,肌肤失养,风从内生,外发肌表,化生瘙痒瘾疹。

二、临床表现

皮肤突然瘙痒,迅速出现小如米粒、扁豆,或大如核桃、手掌的大小不等的扁平隆起的风团。境界清楚,或伴见周围红晕,呈圆形或椭圆形,向四周扩大,可以彼此融合。自觉剧烈瘙痒,有的伴有灼热感,有的因手搔抓后可见隆起的划痕。皮损可局限或泛发全身,发作快,但往往数小时即可消退。重者此起彼伏,一天数发。急性者1周左右即可停止发作,而慢性则可经年累月不断发作。重者亦可累及黏膜,如伴有胃肠黏膜损害时则有恶心呕吐、腹痛泄泻等症状;累及喉头黏膜,引起水肿时,则有气闷窒息感,甚至昏厥。另有急性荨麻疹患者,若伴有寒战、高热、血白细胞总数明显增多者,可能是疔疮走黄、疽毒内陷的脓毒败血症所引起,应注意及时诊断和及时抢救。

三、诊断与鉴别诊断

突发风团,大小不等,形态不一,鲜红或苍白色,迅速消失,不留痕迹。临床应与下列疾病相鉴别。

(一)丘疹性荨麻疹

好发于小儿,皮损常为圆形或梭形之风团样损害,顶端可有针头大小的水疱,散在或成簇分布,瘙痒剧烈。好发于四肢伸侧、躯干及臀部,皮损常可陆续分批出现,1~2周皮损可自行消退。

(二)色素性荨麻疹

初起表现为风团,以后常在原处复发和消失,最终形成持久性黄褐色色素斑或表面不平的色素性结节,少数患者在皮损上还可出现水疱,当搔抓后又再次出现风团。

四、治疗

本病首先需明确致敏原因,针对病因采取对应措施。如病因不明者,可针对情况对症治疗,若有呼吸道或消化道黏膜水肿引起呼吸困难、剧烈腹痛等症状,及时采用糖皮质激素等西医治疗。

(一)内治

本病急性者多易治易愈,惟因失治误治,迁延日久,耗气伤阴,转成慢性者则缠绵难愈。

1.风寒束表证

瘾疹色淡微红,以露出部位如头面、手足为重,吹风着凉更甚,得热则缓;日

179

久手洗冷水亦起,冬重夏轻;舌淡苔薄白,脉浮紧或迟缓。多见于冷刺激性荨麻疹。初起不久,治宜祛风散寒,调和营卫;日久反复发作,则宜固卫御风。初起方用麻黄桂枝各半汤加减。常用药物如桂枝、麻黄、白芍、荆芥、防风、秦艽、白鲜皮、生姜皮、浮萍、生甘草等。加减法:日久反复发作,方用玉屏风散加桂枝汤加减,常用药物由上方去麻黄,加玉屏风散。顽固不愈者可加熟附块、乌梅、乌梢蛇;易于出汗,着风即起,去麻黄加龙骨、牡蛎、麻黄根。

2.风热犯表证

瘾疹色红,遇热则剧,得冷则隐;发于上半身被覆部位为多,或兼咽喉肿痛;脉浮滑数,舌红苔薄白或薄黄。治宜辛凉解表,疏风清热。方选消风散加减。常用药物如桑叶、牛蒡子、荆芥、防风、蝉蜕、生石膏、知母、山栀、黄芩、金银花、生甘草、苦参等。加减法:咽痛明显,加板蓝根、桔梗,或蒲公英、紫花地丁、半边莲,便秘加生地黄,或生大黄;风团反复发作,自汗者,加炒白术、黄芪;风团鲜红灼热者,加牡丹皮、赤芍;口渴者,加玄参、天花粉;瘙痒剧烈,情绪烦躁者,加白蒺藜、珍珠母、灵磁石。

3.脾胃湿热证

风团发作时脘腹疼痛,恶心呕吐,神疲纳呆,坐卧不安,不能进食,倦怠乏力,大便溏泄,闻或便秘,可有发热,舌质红,苔黄腻,脉滑数。多见于胃肠型荨麻疹。治宜健脾和胃,化湿导滞。方选除湿胃苓汤加减。常用药物有茯苓、苍术、白术、厚朴、山栀、泽泻、薏苡仁、枳壳、车前子、黄连、木香、陈皮。便秘者,加大黄;腹痛呕吐明显者,加砂仁、制半夏;如内有虫积者,加使君子 15 g(炒香分 2 次嚼碎吞服),乌梅 9 g,槟榔30 g(先浸一夜另煎汁服)。

4.血热生风证

发病突然,皮疹弥漫全身,呈大片鲜红色,有时可见出血性皮疹,瘙痒剧烈;或先皮肤灼热刺痒,搔后即随手起风团或条痕隆起,越抓越起,发时常伴心烦不宁,口干思饮,咽喉肿痛、面红目赤、小便短赤、大便秘结;舌红,苔净,脉弦滑数。后者多见于人工荨麻疹或称皮肤划痕症。治宜凉血清热,祛风止痒。方选凉血四物汤加减。常用药物如当归、生地黄、丹参、牡丹皮、赤芍、知母、石膏、黄芩、苦参、白蒺藜、生甘草、徐长卿等。加减法:发热、口干口渴明显,加玄参、麦冬;口舌生疮、小便短赤,加竹叶、木通;咽喉肿痛明显者,加蒲公英、蚤休;心烦不宁,情志不畅者,加柴胡、郁金、薄荷。

5.气虚血燥证

常见于老年人或久病之后,瘾疹色淡红,日轻夜重,或疲劳时加重;舌淡,苔薄净,脉弦细。治宜益气养血,熄风潜阳。方选玉屏风散合当归饮子加减。常用药物如黄芪、白术、当归、生地黄、白芍、川芎、何首乌、荆芥、防风、白蒺藜、生甘草、龙骨、牡蛎等。加减法:心烦易怒、胸胁胀满者,加沙参、枸杞子、川楝子;夜寐不安、失眠者,加夜交藤、合欢皮、酸枣仁、茯神;月经不调、痛经、舌有瘀点者,加丹参、益母草、桃仁、红花;口干欲饮者,加天冬、麦冬、玄参。

6.冲任不调证

常于经前2～3天瘾疹多发,经净后渐轻或消失,以少腹腰骶大腿内侧为多,下次经来临前又发作;舌紫,苔净,脉弦细。多见于月经疹。治宜调摄冲任,活血祛风。方选四物汤合二仙汤加减。常用药物如当归、赤芍、川芎、生地黄、川牛膝、丹参、黄柏、益母草、防风、仙茅、淫羊藿、巴戟天等。加减法:体虚乏力、头昏者,加党参、黄芪、茯苓、白术;腰膝酸软、月经量少者,加熟地黄、阿胶、杜仲。

(二)外治

用香樟木或晚蚕砂各 30～60 g;或楮桃叶 30～60 g,煎汤先熏后洗,每天1～2 次。

(三)其他疗法

1.成药

(1)慢性瘾疹证属气虚不固者,可采用玉屏风颗粒口服,每次 5 g,每天 3 次。

(2)身发瘾疹,兼见外寒内热,表里俱实,头痛咽干,小便短赤,大便秘结者,可采用防风通圣丸口服,每次 6 g,每天 2 次。

(3)瘾疹迁延日久,缠绵难愈,疹色淡红,日轻夜重,可予乌蛇止痒丸口服,每次 3 g,每日 3 次。

当出现过敏性休克、并发喉头水肿或晕厥时,酌情选择糖皮质激素治疗。

2.放血疗法

慢性者在耳背静脉用三棱针刺之出血;或用碎磁片消毒后砭刺出血,2～3 天1 次;或分别在双耳尖,双中指尖、双足趾尖,经消毒后用三棱针刺之放血,3 天1 次,5 次为 1 个疗程。

3.针刺

(1)体针:主穴取曲池、血海、三阴交(双侧);面部肿加合谷;头部多取丝竹空、迎香、风池;腰部多取肺俞、肾俞;腹部多取中脘;腹痛加足三里;下肢多取伏兔、风市、委中、足三里。平补平泻手法。留针 10～15 分钟,每天或间日 1 次。

（2）耳针：取穴神门、肺区、枕部、荨麻疹点。刺留针 1 小时，每次选 2～3 穴。对于喉头水肿窒息严重或发生晕厥者，必要时予以气管切开术。

五、预防与调护

（1）日常生活中应尽量避免接触花粉、动物皮屑、羽毛、灰尘、蓖麻粉、油漆等。

（2）饮食宜清淡而易消化，禁食辛辣、鱼腥等动风发物，如鱼、虾、蟹、葱、韭菜、蒜、酒、牛羊肉、公鸡、竹笋等。

（3）司机、高空作业者在工作期间慎用抗组胺药物，以免因头晕、嗜睡而出现事故。

第三节　带状疱疹

带状疱疹是由水痘-带状疱疹病毒（varicela-zoster，VZV）引起的急性疱疹性皮肤病。本病常突然发生，表现为簇集性小水疱，沿单侧周围神经带状分布，常伴有明显的神经痛和局部淋巴结肿大，愈后极少复发。几乎所有的成年人曾被 VZV 感染，90％以上的 VZV 感染发生在 10 岁前。但带状疱疹的发作随年龄增长而增高。＜45 岁人群的年发病率不超过 1/1 000；80 岁以上人群的患病率为 10％～30％；免疫妥协病例的发病率明显增高，如人类免疫缺陷病毒（HIV）感染病例的年发病率约 3％。性别对发病率无影响。VZV 是引起水痘（原发感染）和带状疱疹（复发）的病原体，该病毒呈球形，直径约 200 nm，有立体对称的衣壳，内含双链 DNA 分子，只有一种血清型。VZV 对体外环境的抵抗力较弱，在干燥的痂内很快失去活性。人是 VZV 唯一宿主。病毒经呼吸道黏膜进入血液形成病毒血症，发生水痘或者呈隐性感染，而后病毒潜伏于脊髓后根神经节或脑神经的感觉神经节内，当机体受到某种刺激（如创伤、疲劳、恶性肿瘤或病后体虚等）导致机体抵抗力下降时，潜伏病毒被激活，沿感觉神经轴索下行，到达该神经所支配区域的皮肤内复制，产生水疱；同时受累神经发生炎症、坏死，产生神经痛。病愈后可获得较持久的免疫。对于高龄以及各种原因引起的细胞免疫力下降者，创伤、疲劳、恶性肿瘤、HIV 感染或病后体虚等均为可能的发病危险因素。

一、流行病学

(一)传染源

水痘和带状疱疹患者是传染源。

(二)传播途径

病毒可通过呼吸道或直接接触感染机体,一般认为带状疱疹主要系潜伏性感染的病毒再激活所致而不是通过外源性感染发病。

(三)易感人群

人群普遍易感,带状疱疹痊愈后仍可复发。

二、病因及发病机制

VZV 属于人类疱疹病毒,初次感染此病毒后(多见于儿童)多表现为水痘或隐性感染,此后该病毒进入皮肤感觉神经末梢,持久潜伏于脊髓神经节内。随着年龄的增长,人体对 VZV 的免疫力逐渐下降;或一些诱因如劳累、感染、创伤、肿瘤等导致人体的抵抗力降低,潜伏的病毒再次活动,导致受累的神经节发炎引起神经痛,病毒复制并沿着感觉神经传播至皮肤或黏膜形成特征性疱疹。

中医认为带状疱疹发病由于情志不遂,肝郁化火,兼感毒邪;或脾失健运,湿邪内生,化热生毒,循经而发。若年老体弱,祛邪无力,导致毒邪阻于经络,气血运行不畅,而使病情迁延不愈,疼痛不止。

三、临床表现

(一)典型症状

1.出疹特点

(1)先低热和全身不适,随后出现沿着神经节段分布的局部皮肤灼痒、疼痛、感觉异常等。

(2)1~3 天后沿着周围神经分布区域出现成簇的红色斑丘疹,很快进展为水疱,疱疹大小可从米粒大至绿豆大,分批出现,沿神经支配的皮肤呈带状排列,伴有显著的神经痛。

(3)一般 3 天左右转为瘢痕,1 周内干涸,10~12 天结痂,2~3 周脱痂,疼痛消失,不留瘢痕,免疫功能严重受损者,病程可延长。症状较轻患者有时不出现皮疹,仅有节段性神经疼痛。

2.皮疹分布

带状疱疹可发生于任何感觉神经分布区,皮疹多为单侧,一般以脊神经胸段常见,胸部皮疹约占 50％,其次为腰部、面部等。

3.重型皮疹

常见于免疫功能缺损者、结核病或恶性肿瘤患者,播散性带状疱疹表现为皮肤损害伴有高热和毒血症,严重者发生带状疱疹肺炎和脑膜炎,病死率高。

(二)其他特殊类型带状疱疹的表现

1.不全型带状疱疹

不全型带状疱疹亦称顿挫型,无明显皮疹或只发生丘疹,不形成水疱即吸收,局部疼痛很明显。

2.眼带状疱疹

皮损多发于三叉神经的眼支部分,角膜发生水疱,形成溃疡性角膜炎,愈后因瘢痕而导致失明,严重者可引起全眼球炎、脑炎等。

3.泛发型带状疱疹

皮疹泛发,可波及全身皮肤或黏膜,常伴发热、头痛等全身中毒症状,皮损呈大疱,严重者形成血疱、脓疱。多见于年老体弱、免疫缺陷者或恶性肿瘤患者。

4.出血坏疽性带状疱疹

见于年老体弱或患恶性肿瘤患者,机体免疫机制低下者皮疹多泛发,呈水疱或血疱,干涸后结成血痂。重则皮疹中心坏疽,结成黑褐色痂皮,不易剥去,此型愈后多留瘢痕,病程始终疼痛,症状较重。

5.大疱型带状疱疹

见于年老体弱患者,皮疹泛发,可形成豌豆至樱桃大水疱,疱壁紧张,不易磨破,破溃后易继发细菌感染形成脓疱。

6.带状疱疹面瘫综合征

带状疱疹面瘫综合征又称亨脱综合征,发生于耳郭及外耳道,伴耳及乳突深部疼痛,面神经瘫,内耳功能(耳鸣、听力障碍)及味觉障碍,系膝状神经节受累影响面神经纤维所致。

四、组织病理

表皮内水疱,在水疱内或边缘可见较大肿胀的气球状细胞,此为变性的棘细胞,皮肤深层毛囊部位亦可见到气球样变性,真皮浅层血管扩张,血管周围淋巴细胞及中性粒细胞浸润。

五、诊断及鉴别诊断

皮损特征为沿神经分布的簇状水疱,单侧带状排列,伴有剧烈疼痛,临床易于诊断,但需要与以下疾病鉴别。

(一)单纯疱疹

皮损为针头大小的密集成群的水疱,好发于皮肤黏膜交界处,自觉症状比较轻,灼热瘙痒感,疼痛不明显,病程1周,可自愈,易于复发。

(二)其他疾病

带状疱疹未发疹前常有不同程度的疼痛,根据发病不同部位应与心绞痛、肾绞痛、阑尾炎、中耳炎、早期青光眼及肿瘤骨转移压迫神经引起的疼痛相鉴别。

1.单纯疱疹

损害好发于唇缘、口角、鼻孔附近等皮肤黏膜交界处,损害不沿神经分布,多为一群,疼痛轻微,愈后易复发。根据病毒培养分离、免疫荧光检查、补体结合试验等检查鉴别。

2.接触性皮炎

患者有接触致敏物质的病史,皮疹发生在接触致敏物质的部位,与神经分布无关,皮疹自觉发痒、灼热,无神经痛。

3.妊娠疱疹

妊娠疱疹常见于妊娠的第4~5个月,1次发病后,再次妊娠易复发。发病前常先有畏寒、发热、皮肤瘙痒,继而出现多形性皮损;以环状排列水疱为主,疱壁厚而紧,基底红晕,水疱可融合成大疱,偶有血疱和脓疱。好发部位为四肢近侧端和躯干部位,尤其是脐周,而黏膜通常不受累,病程缓慢,分娩后大都得到缓解。

六、治疗

(一)一般治疗

饮食宜清淡,多吃蔬菜、水果,不宜食肥甘厚味、辛辣食品,忌食海鲜发物,禁烟酒,保持大便通畅。保证充足睡眠,适当加强体育锻炼,增强机体抗病能力,注意防寒保暖。保持良好的精神状态,情绪开朗、心气调和,忌恼怒。注意保持疱疹区的皮肤卫生,勤换内衣,但疱疹未结痂前勿洗澡,防止感染。

(二)中药治疗

1.辨证论治

(1)肝胆湿热。

临床证候:皮损鲜红,疱壁紧张,灼热刺痛,口苦咽干,烦躁易怒,大便干或大便溏,小便黄赤,舌质红,舌苔薄黄或黄厚,脉弦滑数。

主要治法:清利湿热,解毒止痛。

推荐方剂:龙胆泻肝汤(出自《医方集解》)加减。

推荐处方:龙胆草、栀子、黄芩、生地黄、大青叶、生甘草、泽泻、延胡索、车前子、柴胡、当归、牡丹皮、白茅根。

(2)脾虚湿蕴。

临床证候:皮损颜色较淡,疱壁松弛,伴疼痛,口不渴,食少腹胀,大便时溏,舌质淡,苔白或白腻,脉沉缓或滑。

主要治法:健脾利湿,佐以解毒。

推荐方剂:除湿胃苓汤(出自《外科正宗》)加减。

推荐处方:白术、厚朴、炒薏苡仁、陈皮、茯苓、板蓝根、延胡索、车前子、泽泻、生甘草。

(3)气滞血瘀(常见于后遗神经痛期)。

临床证候:皮疹消退后局部疼痛不止,拒按,大便干,睡眠差,舌质暗有瘀斑,苔白,脉弦细。

主要治法:行气活血,消解余毒。

推荐方剂:活血散瘀汤(出自《外科正宗》)加减。

推荐处方:鸡血藤、鬼箭羽、红花、桃仁、延胡索、川楝子、木香、陈皮、丝瓜络、忍冬藤、全蝎、地龙、大黄、黄芩、板蓝根、白芍、当归、生牡蛎、首乌藤。

2.中成药

(1)龙胆泻肝丸:适用于肝经实火或湿热证。一次 6~9 g,一天 2 次。

(2)板蓝根颗粒:功效:清热解毒,凉血利咽,适用于带状疱疹较轻者。一次 6~10 g,一天 3~4 次。

(3)血府逐瘀口服液:由桃仁、红花、当归、川芎、地黄、赤芍、牛膝、柴胡、枳壳、桔梗、甘草组成。功效:活血化瘀,行气止痛,适用于气滞血瘀型带状疱疹及其后遗神经痛。一次 10 mL,一天 3 次。

(4)活血止痛胶囊:由当归、三七、乳香、冰片、土鳖虫、自然铜等组成。功效:活血散瘀止痛,适用于瘀血阻络证。一次 2~3 粒,一天 2 次。

(三)针灸治疗

针灸治疗带状疱疹镇痛效果明显,一般在 1~3 次治疗后,即会有显著的改善。部分患者常在皮损消退后遗留有后遗神经痛。故针灸治疗带状疱疹疗程需长些,尤其是老年人,在疱疹结痂后要针灸1~2个疗程,对于缩短病程、缓解疼痛、预防后遗神经痛的发生,提高生活质量尤为重要。多以局部疱疹区为主,结合循经取穴和辨证取穴。主穴:局部阿是穴、相应夹脊穴、合谷。配穴:肝胆湿热加阳陵泉、足临泣、行间、太冲、血海;脾虚湿蕴加阴陵泉、三阴交、足三里、曲池、血海;气滞血瘀加血海、膈俞、委中。耳针穴位:肺、神门、皮质下、三焦、交感。

操作:毫针刺,平补平泻或补泻兼施法。在皮损处围刺,在疱疹带的头、尾各刺1针,两旁则根据疱疹带的大小选取穴位,得气后可接脉冲电针治疗仪2~3对,连续波,强度以局部肌肉轻微收缩为度。疱疹区可配合相应的灸法。也可用三棱针刺络放血,沿疱疹周围点刺,或龙头、龙尾点刺放血。耳穴毫针中刺激,两耳交替。

(四)其他中医治疗

(1)火罐疗法:采用闪火法,先在皮损两端吸拔,接着沿带状分布,将罐依次拔在疱疹密集簇拥之处。留罐时间以拔出水疱、瘀血汁沫为度,拔罐后外涂聚维酮碘。

(2)选用红外线照射、氦氖激光、磁疗等疗法治疗。

(五)西医治疗

一般采用抗病毒药物,如阿昔洛韦口服或静脉滴注或阿糖胞苷静脉滴注;疱疹皮损处涂擦炉甘石等。止痛剂可选用吲哚美辛、卡马西平;免疫调节剂如转移因子、α-干扰素、胸腺肽或丙种球蛋白等可酌情选用,以减轻症状,缩短疗程;糖皮质激素可用于老年人和眼部受累的患者,早期给予中等剂量泼尼松(20~40 mg/d)有缩短病程、缓解神经痛的作用。

七、并发症

(一)失明

疱疹发生于三叉神经眼支者,可以发生结膜及角膜疱疹,导致角膜溃疡而引起失明,严重者可能引起死亡。

(二)引发肺炎或脑炎

带状疱疹全身泛发,常伴有高热,并出现肺炎或脑炎症状,病情严重,如不及时抢救,可致死亡。

(三)导致运动性神经麻痹

疱疹病毒可散布到脊髓前角细胞及内脏神经纤维,引起运动性神经麻痹;当病毒侵犯面神经和听神经时,出现耳壳及外耳道疱疹,可伴有耳及有乳突深部疼痛、耳鸣、耳聋、面神经麻痹以及舌前 1/3 年味觉消失。

(四)遗留顽固的神经痛

有半数以上的中老年患者,疱疹消退以后,原病灶处还会出现长时间的持续疼痛。

(五)引发胃肠道及泌尿道疾病

当疱疹病毒侵犯内脏神经纤维时,可发生恶性胃肠炎或膀胱炎等。

八、预防

(一)控制传染源

做到早发现、早隔离、早治疗。

(二)切断传播途径

开窗通风,不到人群多的地方,居家隔离休息。

(三)增强人群免疫力

积极锻炼身体,合理饮食、劳逸结合。

参 考 文 献

[1] 蒙军.整合皮肤性病学研究初探[M].北京:科学技术文献出版社,2021.

[2] 王宝玺.皮肤病与性病诊疗常规[M].北京:中国医药科技出版社,2020.

[3] 贺东杰,胡章一,常晶.实用皮肤病与性病学[M].北京/西安:世界图书出版有限公司,2019.

[4] 刘淑梅.常见皮肤性病诊断与治疗[M].上海:上海交通大学出版社,2019.

[5] 陈洪铎.皮肤性病学[M].北京:人民卫生出版社,2021.

[6] 罗玮,张旭,王明.现代皮肤病与性病学[M].昆明:云南科技出版社,2020.

[7] 尚庆毅.皮肤病与性病的检验诊断与临床[M].合肥:安徽科学技术出版社,2019.

[8] 党林.新编皮肤性病学[M].开封:河南大学出版社,2021.

[9] 杨志波.中医皮肤性病学[M].上海:上海科学技术出版社,2020.

[10] 杨钧.现代皮肤病性病学[M].哈尔滨:黑龙江科学技术出版社,2019.

[11] 李麟.皮肤病性病诊断要点及治疗[M].北京:科学技术文献出版社,2019.

[12] 吴志华,史建强,李定,等.皮肤性病诊断与鉴别诊断[M].北京:科学技术文献出版社,2018.

[13] 刘国厚.皮肤及性传播疾病中西医诊疗与防治实践[M].北京:中国纺织出版社,2020.

[14] 卞坤鹏.临床皮肤性病诊治学[M].长春:吉林科学技术出版社,2019.

[15] 李遇梅,许辉,孙彩虹,等.皮肤性病学[M].镇江:江苏大学出版社,2018.

[16] 李红毅,陈达灿.皮肤病学[M].北京:科学出版社,2020.

[17] 张学军,涂平.皮肤性病学[M].北京:人民卫生出版社,2019.

[18] 穆震.新编皮肤病学[M].西安:西安交通大学出版社,2018.

[19] 白彦萍,王红梅.常见皮肤病的中医特色治疗[M].北京:人民卫生出版社,2020.

[20] 刘学伟.新编皮肤性病诊疗学[M].北京:中国纺织出版社,2019.

[21] 张丽芹.现代临床皮肤性病治疗实践[M].长春:吉林科学技术出版社,2018.

[22] 曹璨.皮肤病诊疗思维与临床实践[M].长春:吉林科学技术出版社,2020.

[23] 叶兴东.实用皮肤性病的诊断与治疗[M].北京:科学技术文献出版社,2019.

[24] 王丽昆.皮肤病诊断与治疗方法[M].哈尔滨:黑龙江科学技术出版社,2018.

[25] 侯贻魁.临床皮肤科疾病诊疗[M].北京:中国纺织出版社,2020.

[26] 陈华.现代皮肤病诊疗与护理[M].长春:吉林大学出版社,2019.

[27] 郭亮,张伟.临床常见皮肤性病诊断与治疗[M].北京:科学技术文献出版社,2018.

[28] 翟翊然.现代皮肤性疾病综合治疗[M].天津:天津科学技术出版社,2020.

[29] 唐隽.临床皮肤性病基础和诊疗实践[M].北京:科学技术文献出版社,2019.

[30] 姚战非.新编皮肤病临床诊疗精要[M].哈尔滨:黑龙江科学技术出版社,2018.

[31] 刘玉磊,严晓峰,赵珉.皮肤科疾病诊疗学[M].南昌:江西科学技术出版社,2019.

[32] 石海燕.皮肤性病科临床诊疗实践[M].北京:科学技术文献出版社,2019.

[33] 李艳.实用皮肤科疾病诊断治疗[M].北京:科学技术文献出版社,2018.

[34] 郭静,刘霞,郭睿.常见皮肤病临床诊治[M].上海:上海交通大学出版社,2019.

[35] 王洁,陈东,赵昕峰,等.EV71型手足口患儿免疫相关指标变化水平分析[J].中华医院感染学杂志,2018,28(14):2197-2201.

[36] 陈丽萍,黄晓燕,肖易,等.我国特应性皮炎、银屑病、痤疮和荨麻疹的患病率及危险因素[J].中南大学学报:医学版,2020,45(4):449-455.

[37] 张文,厉小梅,徐东,等.原发性干燥综合征诊疗规范[J].中华内科杂志,2020,59(4):269-276.

[38] 吴文湘,刘朝晖.重视女性生殖道淋球菌、沙眼衣原体及支原体感染的临床诊治[J].中华检验医学杂志,2018,41(4):263-266.

[39] 李元文,王京军,孙占学,等.从"络"探讨带状疱疹后遗神经痛的中医治疗[J].中医杂志,2019,60(8):653-655.